JN235369

瞑想のすすめ

監修　宝彩有菜

池田書店

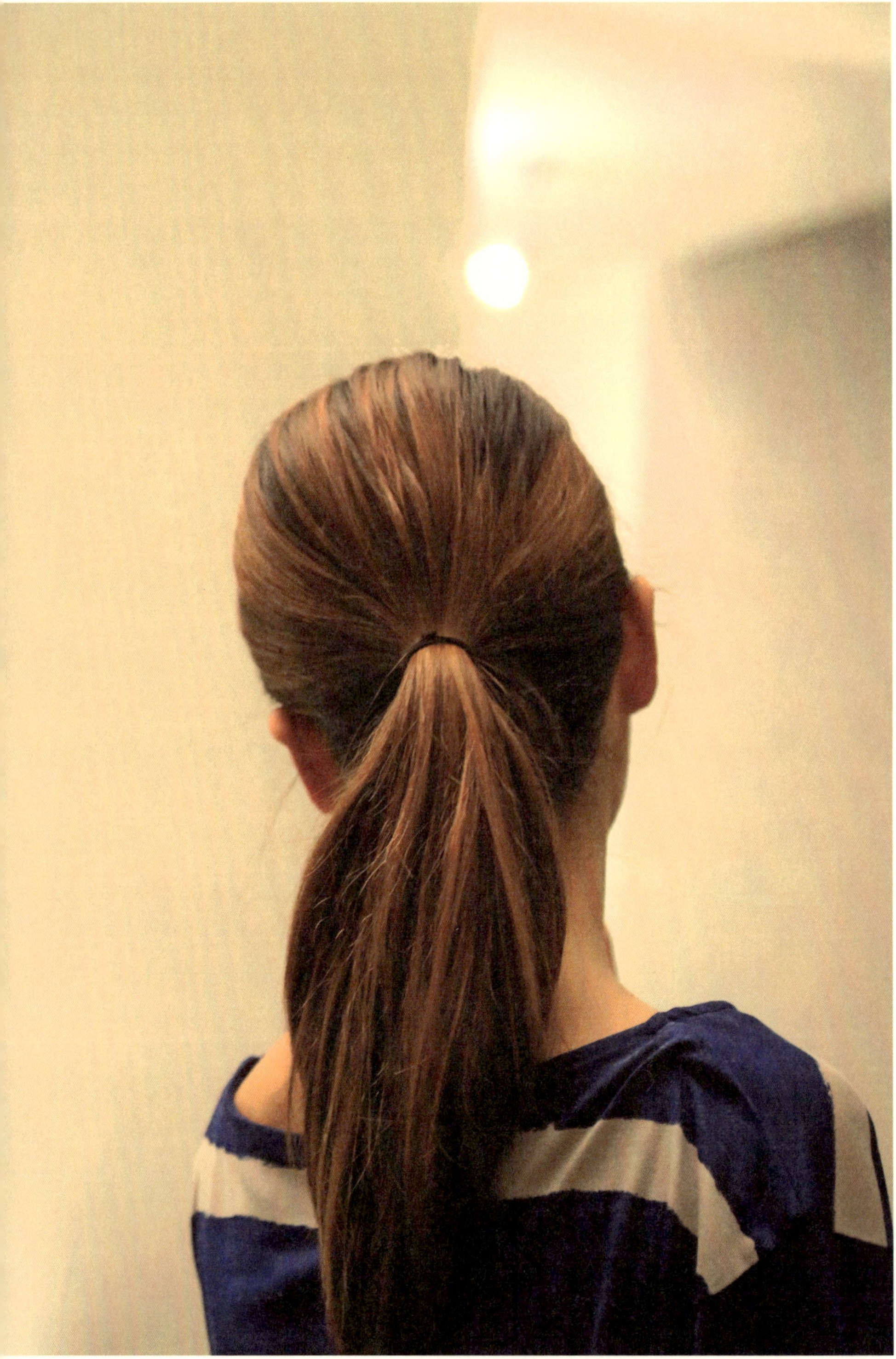

はじめに

瞑想は、毎日を軽やかに、みずみずしく過ごすための新習慣。
散らかった部屋をすっきりと片づけるように、
頭の中も整理整頓をする時間をつくりましょう。

うれしかったこと、心配ごと、イライラ、すぐにでも動きだしたいフレッシュなアイデア……。
忙しくも、楽しい毎日だからこそ、絶え間なくわきあがり、
頭の中をいっぱいにしてしまうそれらの「考えごと」を、
脳の仕組みにもとづいて、せっせと片づけていきます。

練習をすれば、だれでも簡単にできるのも瞑想のいいところ。
まずは、気楽にトライして、自分のペースで、続けてみてください。

瞑想って楽しい！
きっと、今まで持っていた「瞑想」のイメージとは違った、
こころと体にうれしいセフルケアの方法を、身につけることができるでしょう。

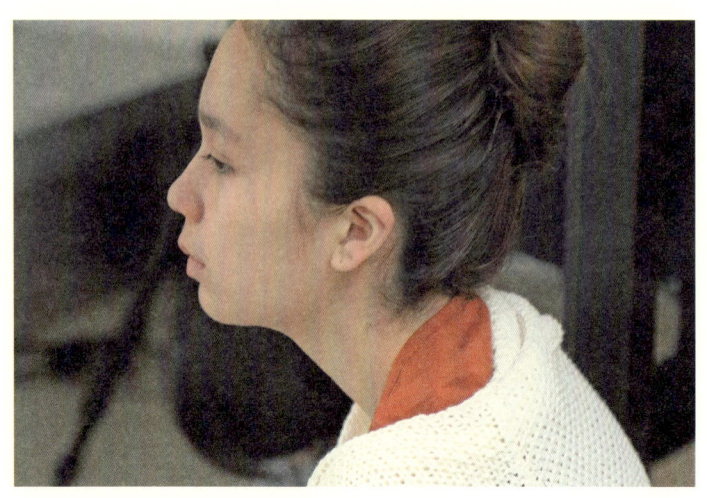

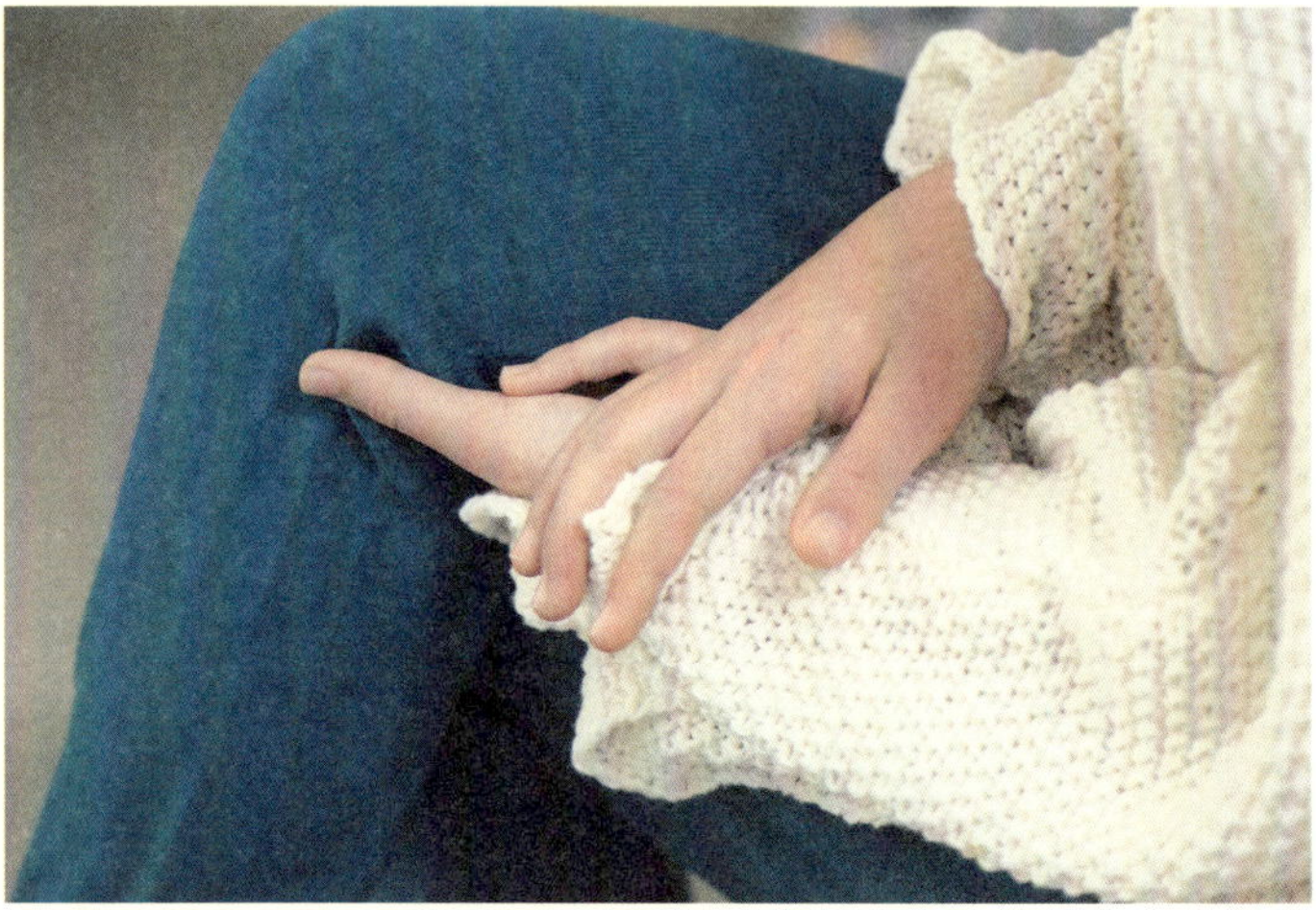

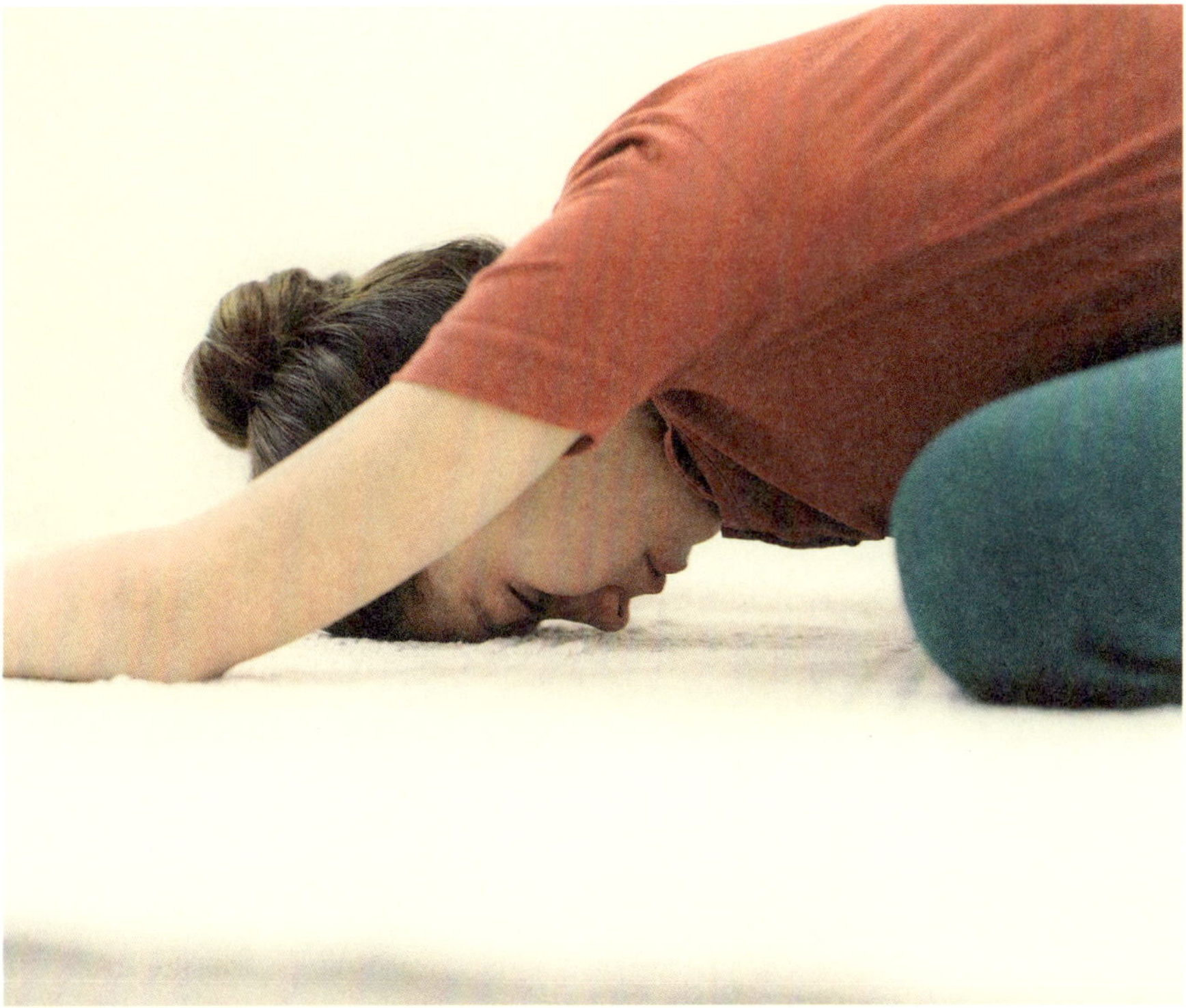

目次

第3章　瞑想をやってみよう

第4章　瞑想ビギナーのための5つのレッスン

第１章

瞑想ってどんなもの？

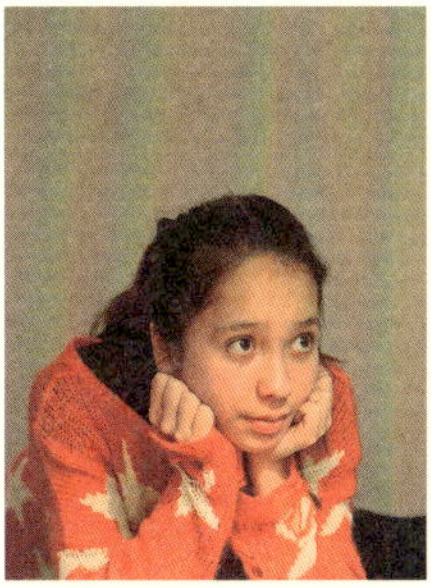

瞑想は、頭の中の整理術です

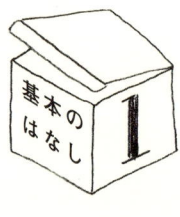

私たちの頭の中は、想像以上に散らかっています

日常、私たちの頭の中は、つねに「何か」を考えています。何も考えず、のんびりとリラックスしているつもりでも、じつは「今日はどこへ行こう」、「さあ、今夜は何を食べようかな」と、頭の中はフルに回転しているもの。私たちの頭の中はいつも「考えごと」で散らかっている状態なのです。

この本で紹介する瞑想は、この「考える」行為をやめて、頭の中をきれいに整頓する技術のこと。「修行」でも「悟りをひらく」ことでもなく、シンプルに頭の中をすっきりと「クリーン」にしてあげる整理術です。

たとえば、散らかった部屋ではなんとなく気分が落ち着かず、作業に集中できない……という経験はありませんか？　頭の中もこれと同じです。すっきりと片づいていると、脳が活性化されて、作業の効率がグンとアップするのです。

そうはいっても、「考える」ことをやめるのはとてもむずかしいもの。「何も考えないようにしよう」、「頭の中を空《から》っぽにしよう」と思えば思うほど、さまざまな考えが絶え間なく頭に浮かび上がってきます。瞑想では、このように次々とわき出る考えを、無理におさえつけず、ひとつひとつ「片づける」ことを行います。まるで、散らかった書類をまとめ、ラベルを貼って棚に収めるように、どんどん整理していくのです。

でも、頭の中の「考えごと」をどうやって片づけるのでしょう？　これから詳しくご紹介します。

瞑想のしくみ

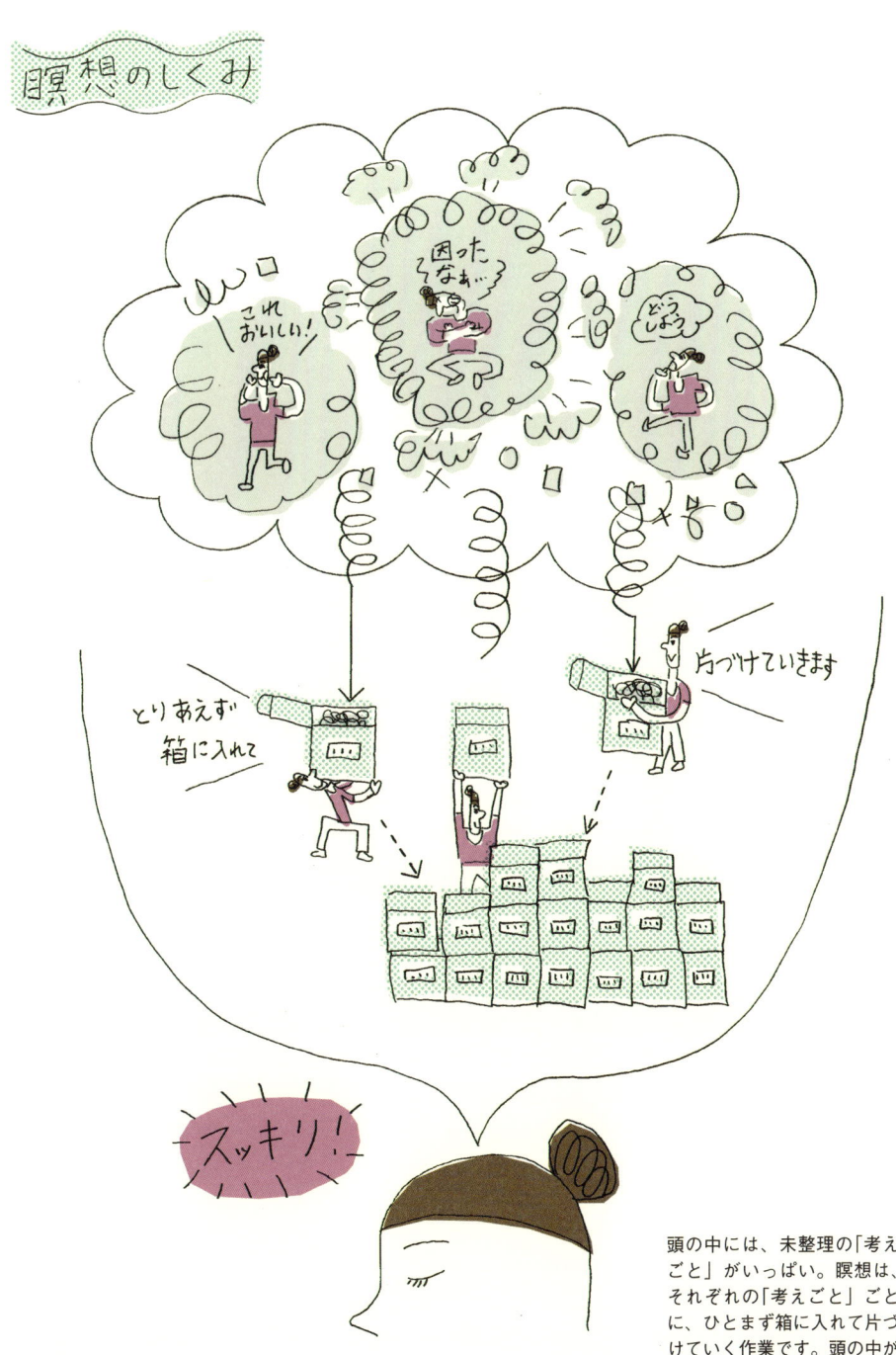

頭の中には、未整理の「考えごと」がいっぱい。瞑想は、それぞれの「考えごと」ごとに、ひとまず箱に入れて片づけていく作業です。頭の中がすっきりと整理されれば、気分もスッキリ。

そもそも頭の中は、どうして散らかってしまうの？

働き者の「マインド」が、ついつい散らかしてしまうのです

私たちは、いつも何かを考えています。この「考える」作業を行うのは、じつは、「私」ではなく、頭の中にある「考える機能」。この機能を、本書では「マインド」と呼びます。このマインドが、その人のために、「どうしたらもっとよくなるだろう」、「心配なことはないかな？」とつねに考え続けているのです。

マインドは本当によく働いてくれます。さまざまな問題を見つけ出し、解決に導こうと一生懸命考えます。ただ、困ったことに「休む」ことと「整理する」ことが苦手なのです。次々に考えごとを追いかけて、どんどん増やしてしまう……。こうなると、どこから手をつけていいのか混乱して、頭の中は散らかる一方です。

また、もとは小さな「種」くらいの状態だった思考に、芽を出させてあれもこれもと枝葉をつけ、どんどん大きくしてしまうのもマインドの得意技。どのようになるか分からない「未来」のことに対し、「ああなったらどうしよう」、「でも、もしかしたら……」と考えはじめて心配し続けたり、後悔しても決してやり直すことはできない「過去」のことを、「あのとき、ああしていれば……」、「なんで……」と、いつまでも堂々めぐりする。心配や後悔、怒りや嫉妬……、ネガティブな思考がそうしてグングンふくらんでしまうのは、すべてマインドの仕事ぶりの結果なのです。このままでは、頭の中はさまざまな思考でパンパンになってしまいます。

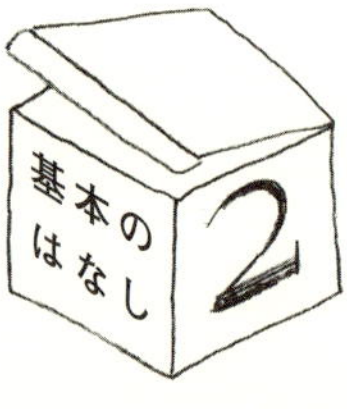

考えているときの頭の中

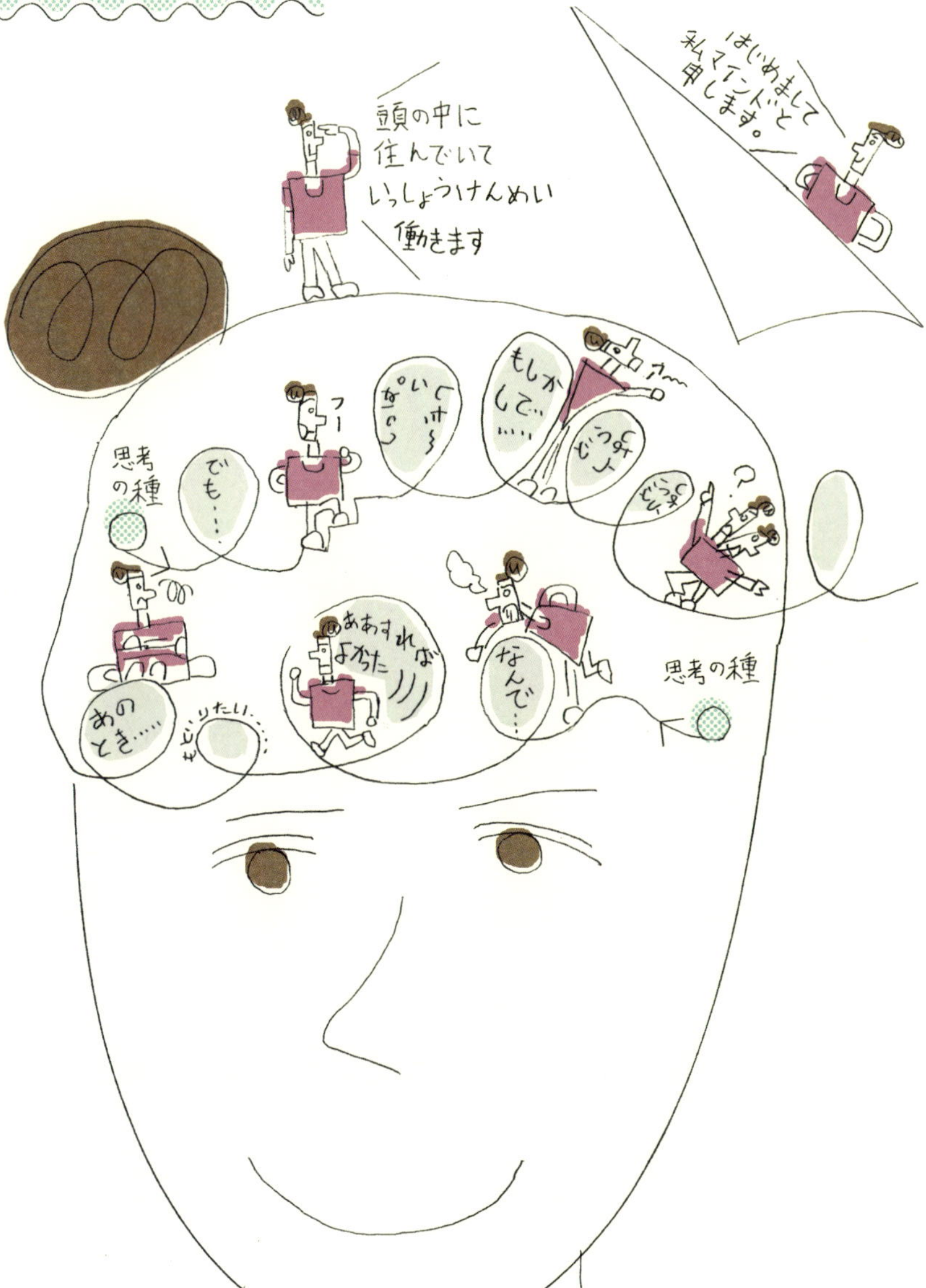
頭の中に
住んでいて
いっしょうけんめい
働きます
はじめまして
私マインドと
申します。
フー
でも…
もしかして…
アー
?
思考の種
あのとき….
もどりたい…
ああすればよかった
なんで…
思考の種

頭の中でふくらむ心配ごとや後悔。これらは、頭の中の「考える機能＝マインド」のしわざです。マインドが休めば、あらゆる「思考の種」は、発芽・成長しません。「自分」と「マインド」は別なのです。

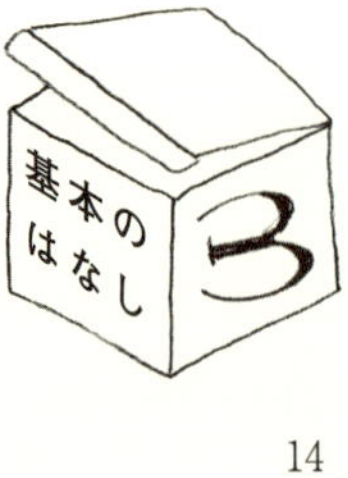

散らかった思考を、どうやって整理するの？

「集中」「気づき」「棚上《たなあ》げ」でサクサク片づけよう！

瞑想では、「集中」「気づき」「棚上げ」という三つの手順を繰り返すことで、頭の中にある考えを整理し、片づけていきます。

「集中」とは、瞑想中、こころの中で唱えるマントラ（48ページ参照）に集中することです。すると「そんな退屈なマントラを唱えるよりも、もっと重要なことがありますよ」と、マインドが働いて別の考えが頭の中に浮かんできます。「あっ、忘れていた、あの人にメールを送らなくちゃ。どうしよう」という具合。そのとき、「ああ、私は今、こんなことを考えているんだな」と自覚することが「気づき」です。そこで、この思考を「今は瞑想中だから、この件はあとでね」と、一度手放すのです。これが「棚上げ」の作業。

「棚上げ」をしたら、また「集中」に戻ります。すると、次の思考が浮かんできます。「あっ、まとめた資料はどうなっていたかな……」。この場合、今考えている思考が「マントラ」とは違う「会議の件」だと気づいて、「この件も大切だけど、瞑想のあとで考えよう」と「棚上げ」します。

この「集中・気づき・棚上げ」を繰り返し、頭の中の思考をどんどん整理していきます。この作業、じつはかなり忙しいのですが、頭の中を効率的に片づけるのに最適な方法なのです。

瞑想上手になるほど、この「集中→気づき→棚上げ」のスピードが上がり、「未整理の思考」を早く片づけることができるようになります。

瞑想の基本は「集中」「気づき」「棚上げ」の３つ。この３つのステップを繰り返すことで、未整理の思考をどんどん片づけていきます。瞑想中の頭の中は、じつはとっても忙しいのです。

瞑想中の頭の中

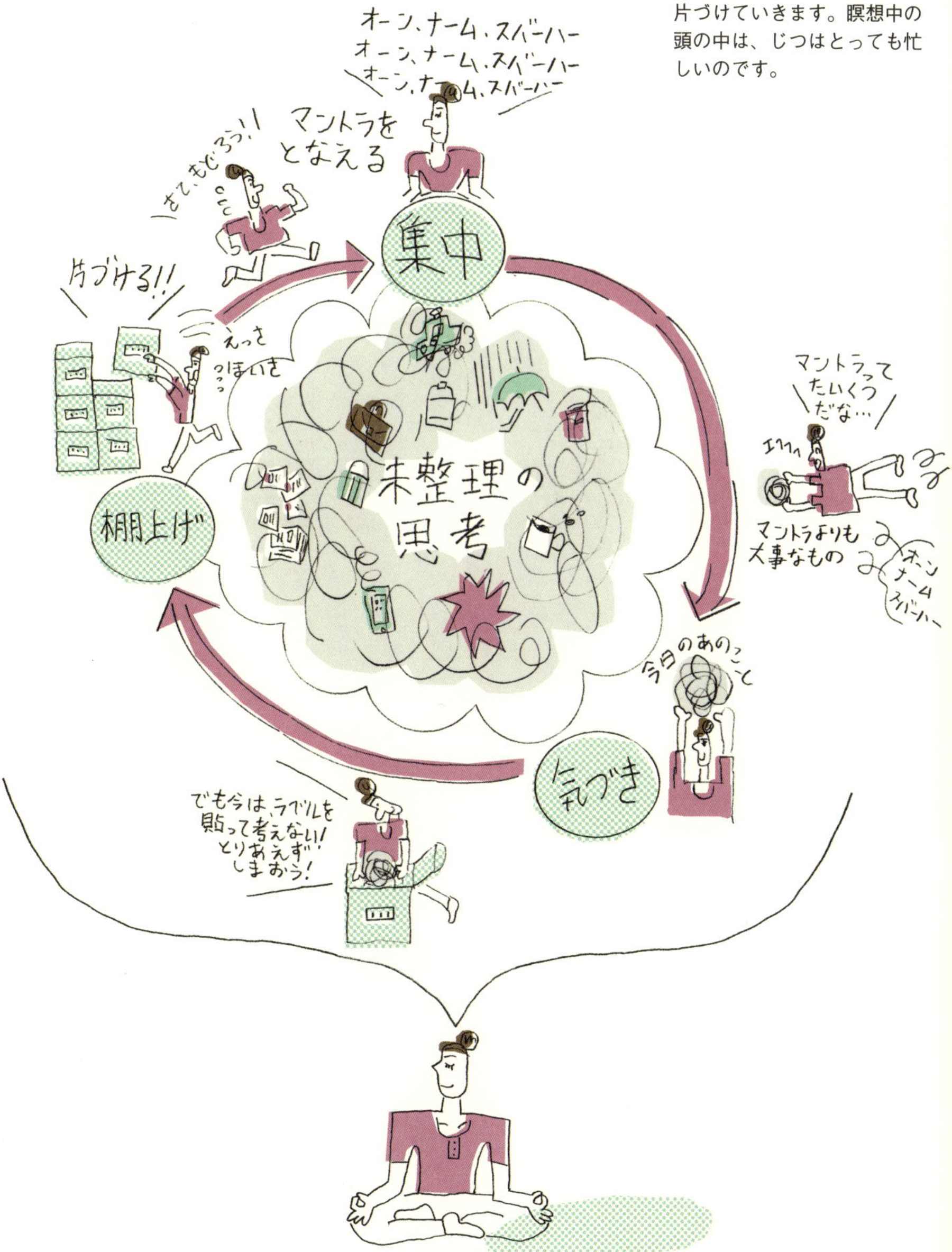

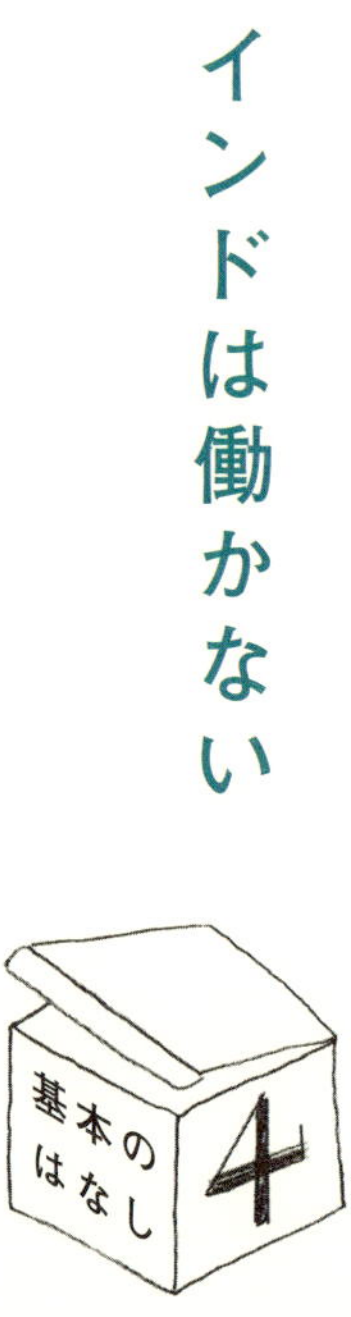

「思考の種」がなければ、マインドは働かない

マインドをリラックスさせるには、「気づき」と「棚上げ」が重要ポイント！

　瞑想では、マインドが拾い上げた思考の種を上手に取り上げることで、頭の中をクリーンに片づけます。ですから、瞑想の手順の中で、「気づき」と「棚上げ」は重要！

　そもそも、頭の中に浮かぶさまざまな思考は、はじめは種のようにとても小さな存在。12ページでも説明したとおり、これをマインドが拾い上げると、ぐんぐん育っていきます。「友だちにメールの返信をしなくちゃ」↓「でも、もうこんな時間だし……」↓「返信が遅いと心配してるかも」↓「それとも怒っているかも?」……このように、小さな種のようだった思考が、あっという間に大きな木に成長してしまうのです。そこで、マインドが思考の種を拾い上げ育てる前に、すかさず取り上げて片づけていきます。

　この仕組みを、伝統的な漁法である「鵜《う》飼《か》い」にたとえてみましょう。鵜を扱う鵜《う》匠《しょう》は、魚をつかまえた鵜を引き寄せ、鵜が呑みこむ前に魚を取り上げ、鵜をまた川に放します。そこで、鵜匠を自分自身、鵜をマインド、魚を思考の種と考えてみると……。思考の種を拾ったマインドからその思考の種を取り上げ（気づき）、整理棚に収める作業（棚上げ）に似ていますね。鵜は、何度も何度も川と鵜匠の間を行き来しますが、そのうちにつかまえる魚がいなくなると、漁に向かわなくなります。瞑想なら、片づけが終わり、頭の中に「考える種がなくなった」状態になったこと。仕事のなくなったマインドは、ここではじめてリラックスできるのです。

思考の種がなくなればマインドはリラックスする

鵜は魚がいれば捕獲しようとします。これは、「マインド」が「思考の種」を見つけると、ついつい、つかまえて考えてしまうのと同じです。「鵜の動き」が「思考」です。

鵜が魚を呑みこむ前に吐き出させ籠の中へ。これは、「マインド」が「思考の種」をふくらませる前に「棚上げ」するのと同じ。

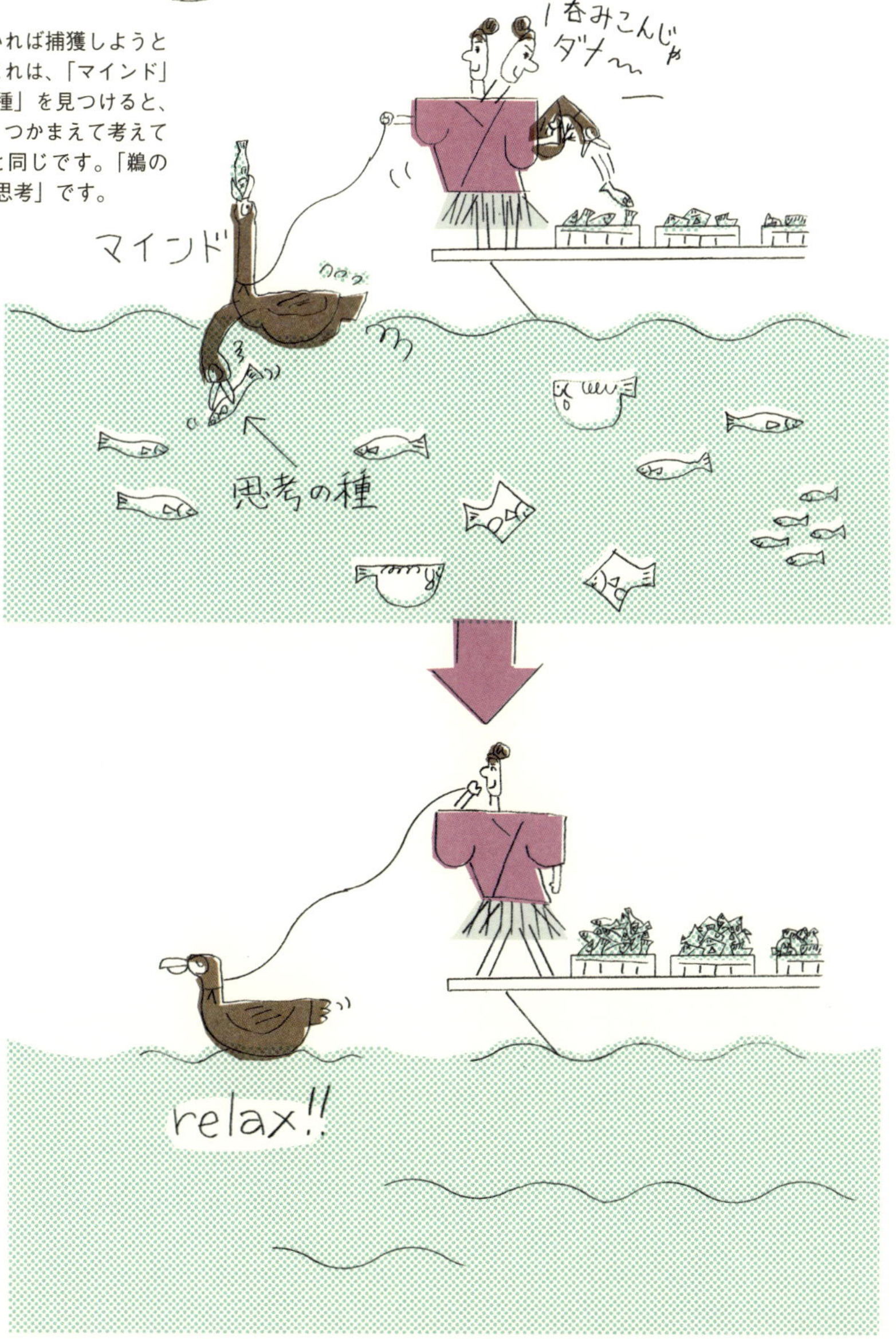

魚をつかまえては籠の中に放す。この作業を繰り返すことで魚はゼロに。魚がいなければ鵜はおのずとリラックス！「マインド」も「思考の種」がなければ動かなくなり、「思考」がなくなります。

瞑想は、とっても楽しい！

目を閉じて、何も考えない時間が宝ものになります

毎日を忙しく過ごす私たちにとって、「何も考えない時間」なんて、皆無といっても過言でありません。仕事や人間関係はもちろん、帰宅したら見ようと思っているテレビのこと、夕飯のメニュー……。歩きながら、電車に乗りながら、絶え間なく何かを考えています。そんな私たちにとって、目を閉じ、静かに座る体勢で行う瞑想は、少々特別なことに映るかもしれません。でも、瞑想を続けていくうちに、毎日歯磨きをするように自然なことに、そして、楽しく感じられてきます。「何も考えない」時間は、こころに余裕をもたらし、灰色で単調に感じていた毎日に彩りを与えてくれるのです。

瞑想を続けていると、目に映るもの、耳に入る音すべてがクリアに、美しく感じられます。散らかっていた頭の中が片づき、五感がとぎすまされるのです。また、とうに忘れてしまったはずの、子どもの頃に見た光景がありありと頭に浮かんだ、というちょっぴり不思議な体験談もあります(28ページ参照)。これこそ、瞑想ならではの体験。

瞑想の効果を実感するためには、「集中・気づき・棚上げ」の三つの手順をきちんと回すことが大切。そして、瞑想は思考を「捨てる」ことではなく、「片づける」ことだという「目的」を忘れずに行いましょう。

慣れないうちは、手順を回すだけで精いっぱいかもしれません。でも、大丈夫！　慣れてくると、いつでも、どこでもできるようになるのです。

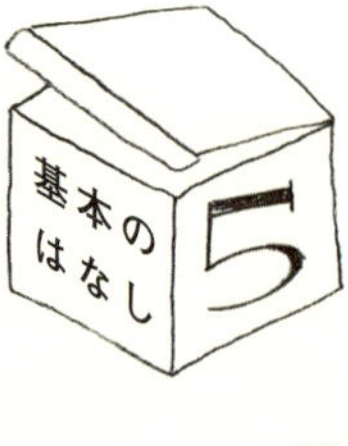

瞑想の時間は宝もの

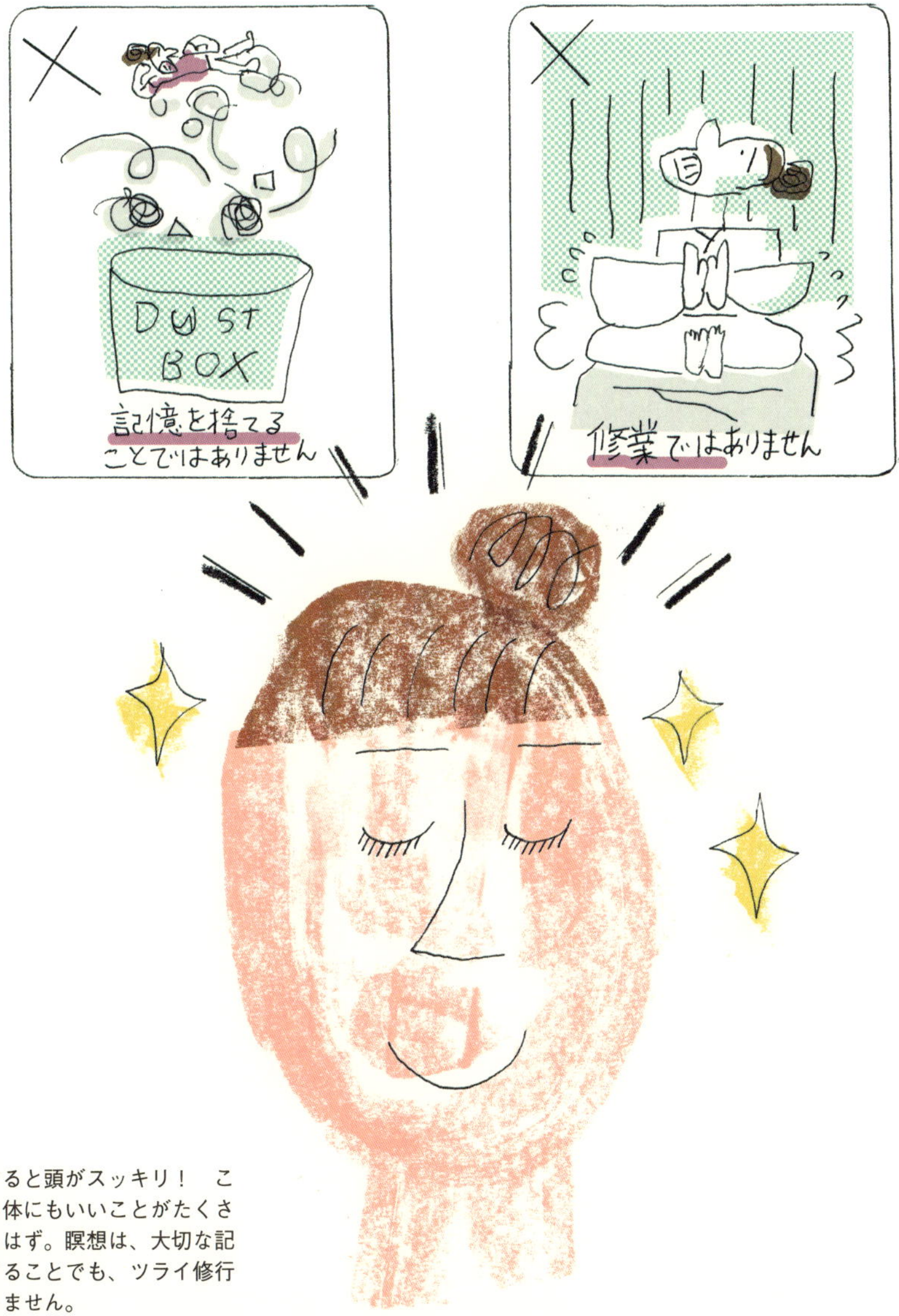
DUST BOX
記憶を捨てることではありません
修業ではありません

瞑想をすると頭がスッキリ！　こころにも体にもいいことがたくさん起こるはず。瞑想は、大切な記憶を捨てることでも、ツライ修行でもありません。

おさらいしよう

瞑想のしくみ

瞑想は、この三つの手順を繰り返します

1

まずは、マントラに「集中」します。こころの中で、マントラをひたすら唱えます。息を吸うときに、「オーン、ナーム」、吐くときに「スバーハー」と唱えましょう。マントラは、意味を持たない言葉のつらなり。マントラを唱えるのは退屈ですが集中してみましょう。

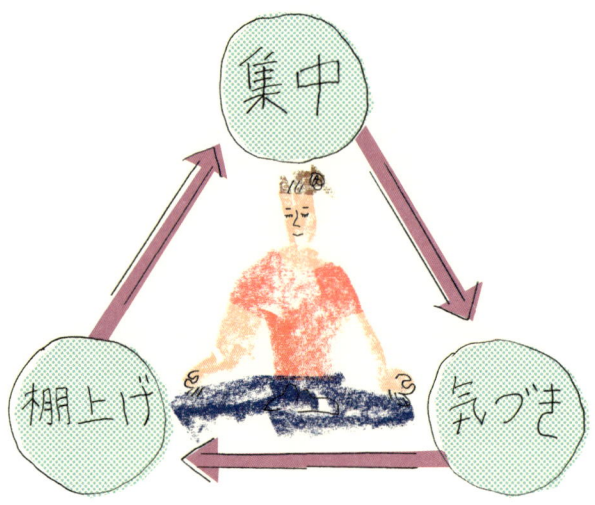

2

マントラを唱えていると、頭がほかのことを考え出します。そのことに対し、「あっ、マントラ以外のことを考えてしまった」と気がつくのが「気づき」。頭がほかのことを考えてしまうのは自然なことです。

3

2で気づいたことは、深く考えようとせずに、「瞑想が終わったら考えよう」とあとまわしにし、手放すのが「棚上げ」。「棚上げ」をしたら、ふたたび1に戻って、マントラを唱えます。

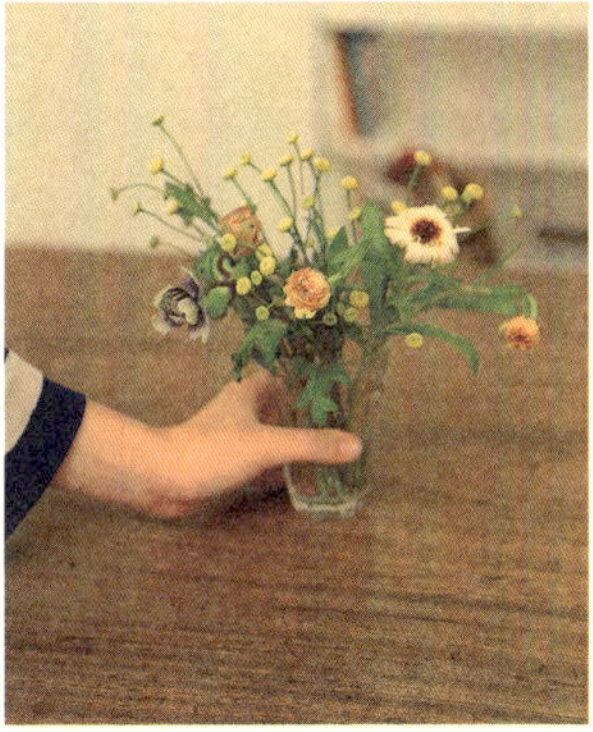

第２章

瞑想は こころと体に いいことたくさん！

瞑想がこころと体にいい理由

「あれっ？　前とちがう！」うれしい変化を実感しよう

　瞑想を行っていると、瞑想を始める前とあとでは、体のやわらかさがまるで違うことに気づきます。これは、神経がリラックスして、緊張していた筋肉やすじがゆるむことによる効果。このように、瞑想を続けていると、頭の中だけでなく、こころや体にさまざまなうれしい変化が現れます。ストレスに強くなった、よく眠れる、ごはんが以前よりおいしく感じるなど……。また、瞑想が上達し

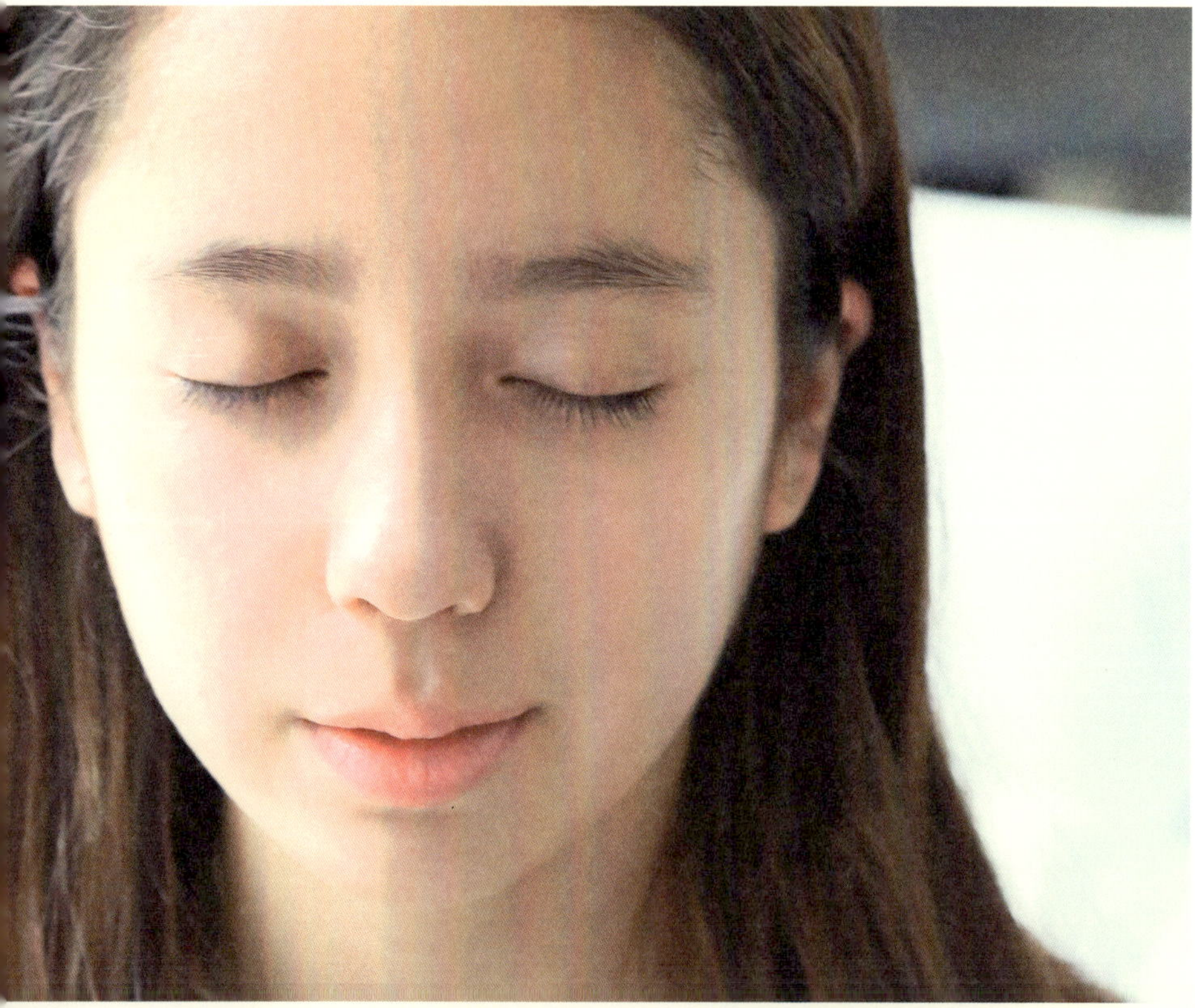

てくると、瞑想中に、こり固まった部分を、体が自動的に伸ばしたり、形を整えたりと、体の調整を行うこともあります。腰痛や肩こり、耳鳴りや偏頭痛などは頭の緊張がもとで起こっていることも。瞑想することで、頭の緊張がとけて体の緊張もとけるので、さまざまな症状が、一気に改善することも！　瞑想している時間だけでなく、日常のなかで「おっ？　なんだかいい感じ！」と思う、うれしい効果が実感できるようになるのです。

どんないいことが起こるか わからないからおもしろい！

瞑想を生活に取り入れている人は、なにより「瞑想は楽しい！」と言います。それは、瞑想を行うことで自分が元気になっていくことが実感できるから。気分が明るくなる、体が軽く感じるなど、いい方向に向かっているのがわかるのです。瞑想は、私たちの手軽なリフレッシュ法。あわただしい日々の中、ほんの10〜15分、じっと静かに「頭の中から」リラックスして、ぜいたくなひとときを過ごしましょう。

瞑想による具体的な効果や、効果を感じる度合いは、人によって異なります。たった一度の瞑想に効果を求めず、ゆったりとかまえて行ってみましょう。

次に、瞑想の効果の一例をご紹介します。どんないいことが起こるかは、お楽しみ！

瞑想のいいところ

瞑想をすると、こころと体に、さまざまなうれしい効果が期待できます。

こころにいいこと

1. すっきり、軽やかな気分で過ごせる
2. ストレスに強くなる
3. 物ごとをすばやく、深く見抜ける
4. イライラしなくなる
5. 自分の思考の「悪いクセ」に気がつく
6. 記憶力がアップする
7. いつものごはんがもっとおいしい！
8. なつかしい、楽しい記憶に遭遇するかも……
9. いつもの風景が、あざやかに、より美しく見える

体にいいこと

10 血行がよくなる
11 肩こりや腰痛がやわらぐ
12 ぐっすり眠れる
13 呼吸が深く、ゆっくりになる
14 免疫力がアップする
15 体のゆがみが改善される
16 冷え症が改善される
17 内臓機能がアップする
18 肌の調子がよくなる

こころにいいこと

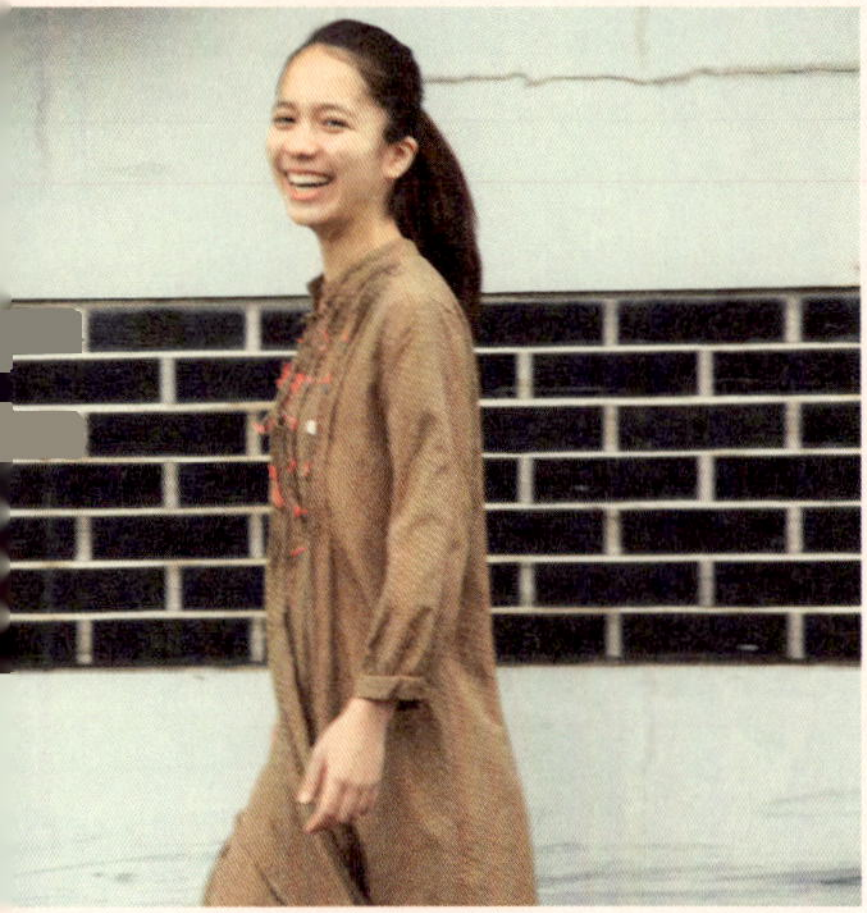

1 すっきり、軽やかな気分で過ごせる

散らかったままの状態だった頭の中を、見違えるほどきれいに整理できる瞑想。思考がきれいに片づくので、考えなくてもいいことをいつまでも考えたり、同じことをぐちぐちと思い続けるということがなくなります。気分はすっきり、晴れやかに。

2 ストレスに強くなる

「いやだ、避けたい」と拒否したり、何かから自分を守ろうと「緊張」すると、こころに大きな負担が生じます。これがストレス。瞑想すると、頭の中の「処理能力」がアップするので、物ごとに対する「余裕」に格段の差が。すばやく、最善の対策が立てられるというわけです。ストレスに強くなり、気分転換も上手に。

3 物事をすばやく、深く見抜ける

瞑想は、「洞察力」を鋭くします。物ごとを多面的に、総合的に深く観察し、検討する力です。これは、瞑想で頭の中の作業スペースが広くなっているおかげ。そして、思考中に「こうであってほしい」など、自分の「欲」がないので、考えがぶれず、スピーディに物ごとの真相を見抜くことができるのです。その「洞察力」は「思いやり」や「優しさ」につながります。

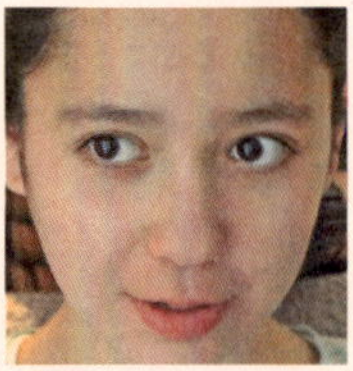

4 イライラしなくなる

瞑想すると、「今、自分はなにを考えているか」を客観的に見ることができます。また、その考えをやめることもできるようになります。客観的にその感情を観察し、「これはささいなことだ」などと、冷静に認識し、鎮めることができるのです。また、瞑想で行う「腹式呼吸」もイライラに効果的。落ち着いた気分に戻れます。

5 自分の思考の「悪いクセ」に気がつく

頭の中のさまざまな思考を、ひとつひとつ片づけていく瞑想。頭の中では、一歩引いてその考えを手に取るので、そのうちに「ああ、私は何ごとも悲観的にとらえがちだな」、「自分のことばかり優先しているな」などと、自身の考えの傾向がわかるようになります。これに気づけばしめたもの。無自覚でなくなると「じゃあ、次は違う見方をしてみよう」と新しい道が開けてきます。

6 記憶力がアップする

なにかを「思い出す力」が強化されるのも、瞑想のメリット。しかも、必要な場面にパッと、タイミングよく思い出せるのです。この力が強くなると、過去のことだけでなく、「あっ、来月のプレゼンの資料、今から準備しておくとあわてないな」と、「先」も見越せるように。これは、便利なだけでなく、自分にとって大きな自信、安心につながりますね。

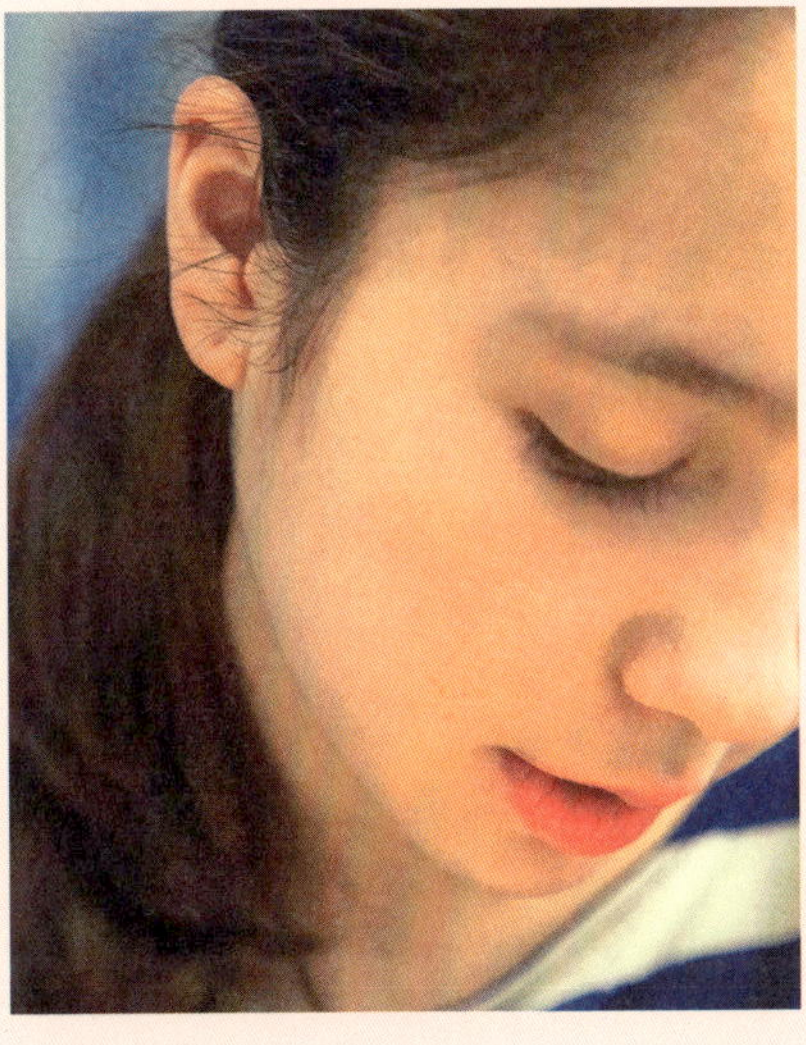

7 いつものごはんがもっとおいしい！

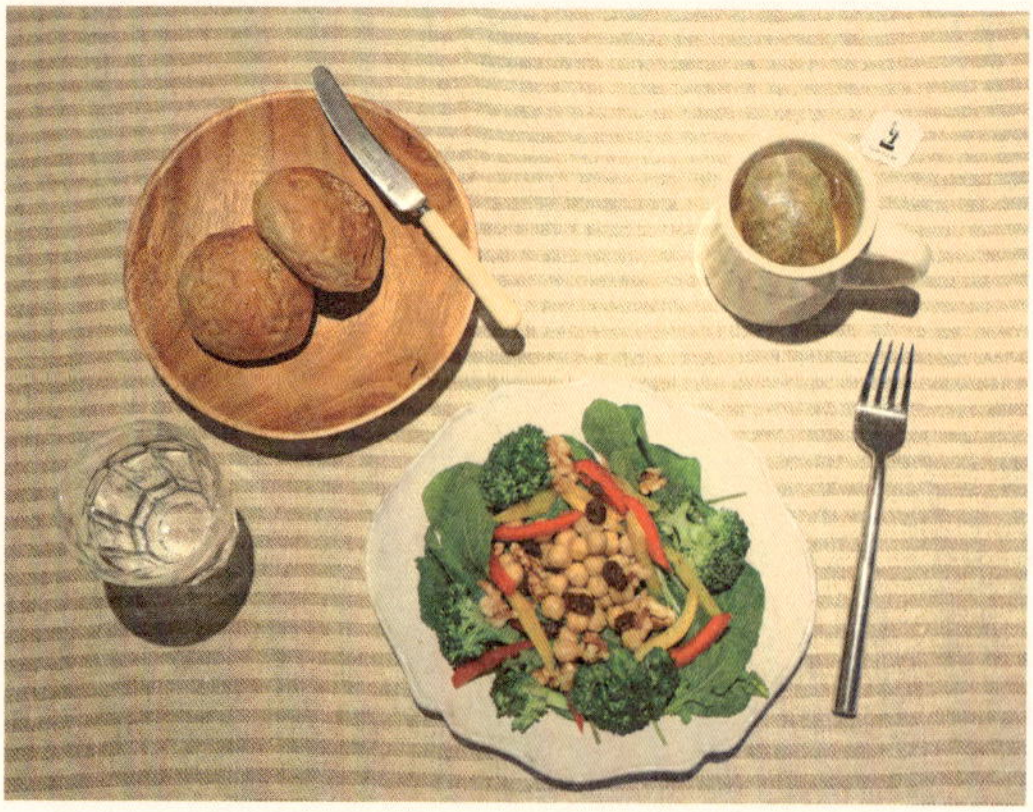

瞑想をすると、味覚や嗅覚などさまざまな感覚がとぎすまされてきます。緊張が緩和されてリラックスするので、唾液などの分泌もスムーズ。素材の持つ香りや味がいっそう深く感じられ、いつもの食卓がもっと楽しくなります。

8 なつかしい、楽しい記憶に遭遇するかも……

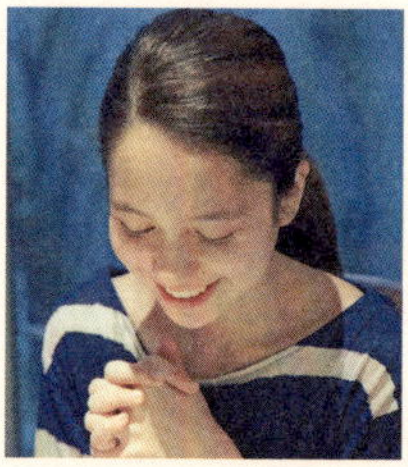

子どもの頃住んでいた家の様子、よく遊んでいた公園……。瞑想を続けていくと、遠い過去の記憶を思い出すことがあります。脳が記憶を蓄積しはじめた、1歳くらいからの膨大な記憶が、詳細に、色あざやかによみがえるのです。これは、6（27ページ参照）でお話した記憶力のアップとは別の「思い出し力」アップによる素敵な体験。とてもなつかしく、そして楽しいタイムトラベルです。また、自分の中で、なに一つ失われていないと分かると、とても豊かでどっしりした自信に満ちます。

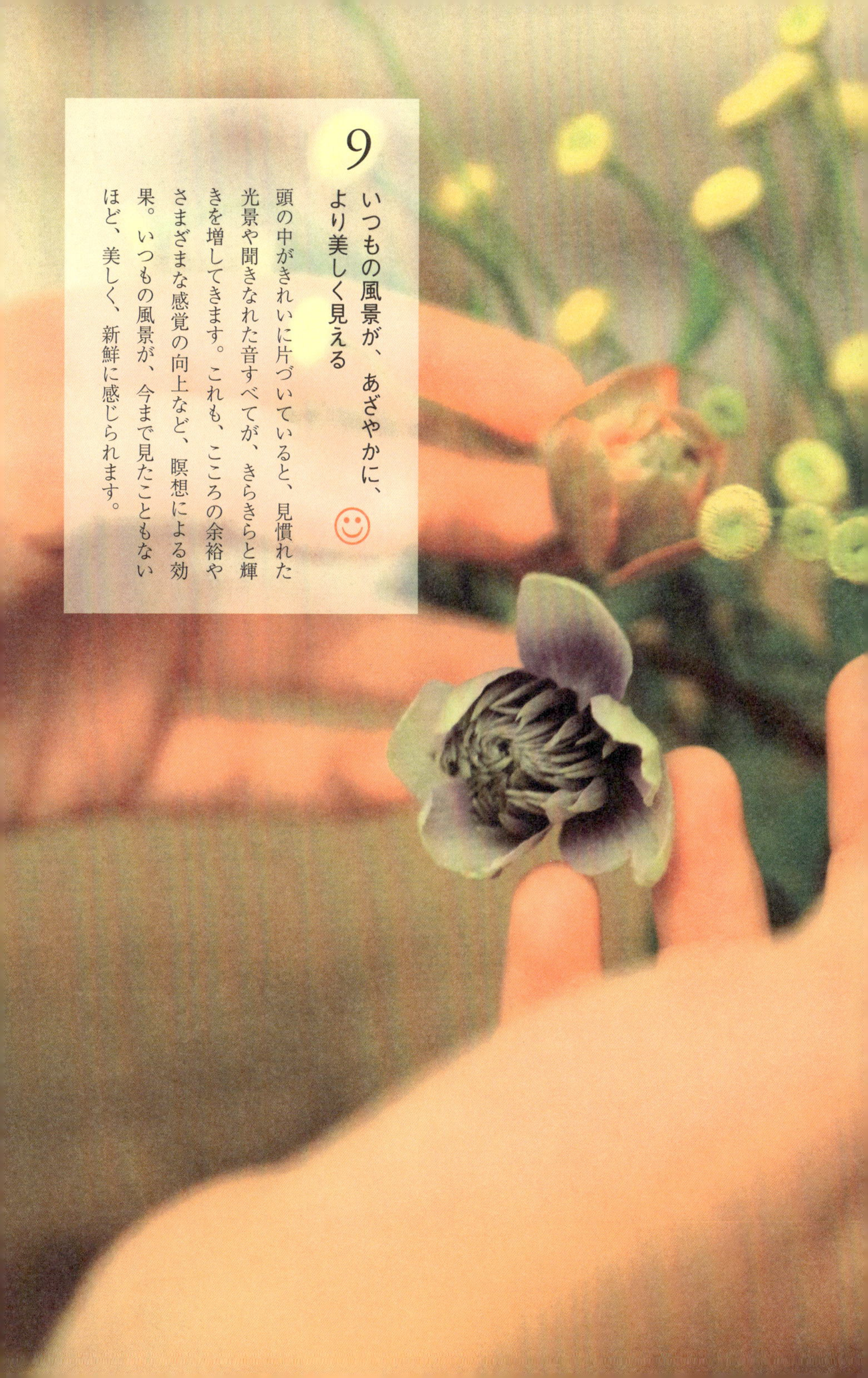

9

いつもの風景が、あざやかに、より美しく見える

頭の中がきれいに片づいていると、見慣れた光景や聞きなれた音すべてが、きらきらと輝きを増してきます。これも、こころの余裕やさまざまな感覚の向上など、瞑想による効果。いつもの風景が、今まで見たこともないほど、美しく、新鮮に感じられます。

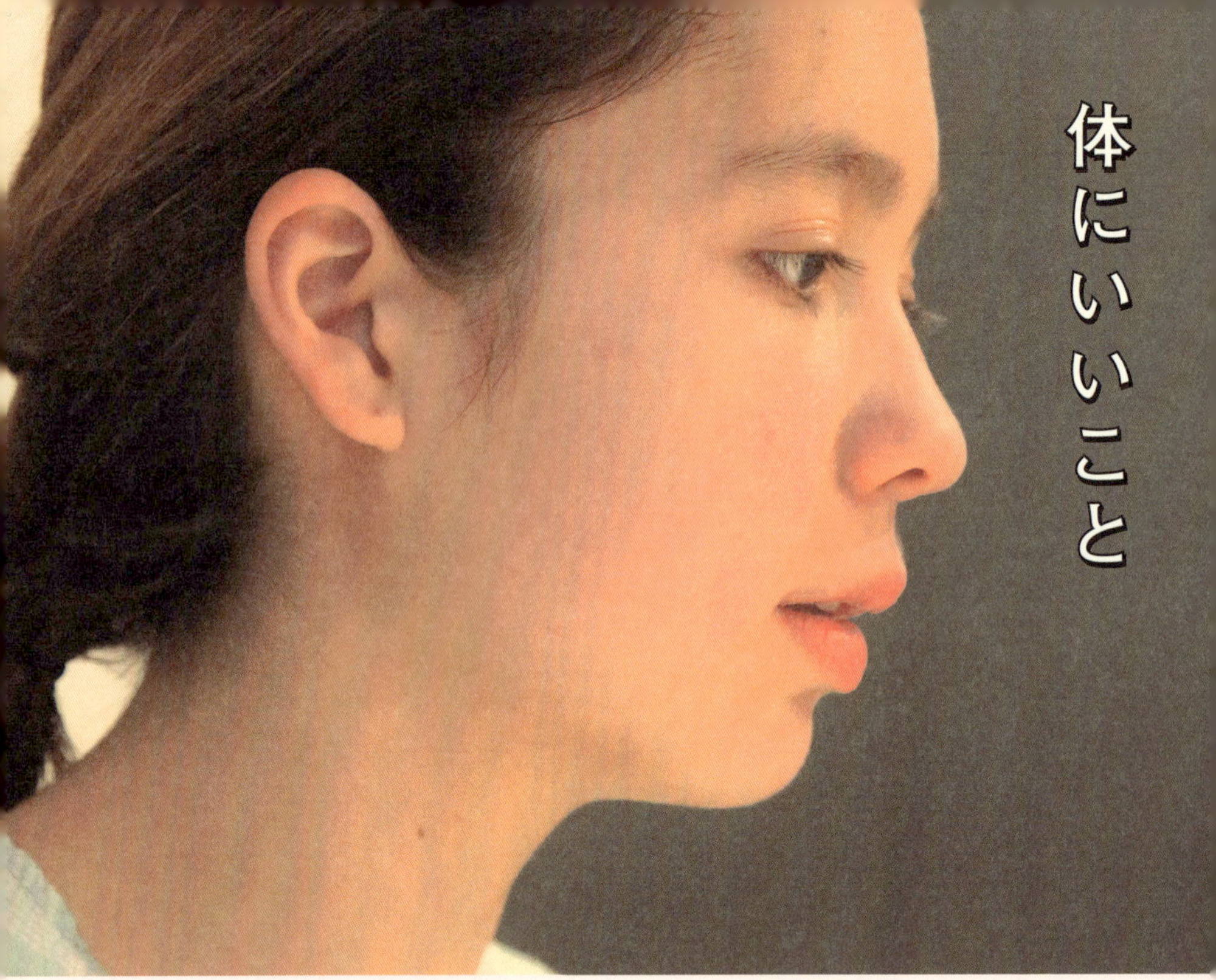

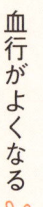

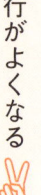

体にいいこと

10

血行がよくなる

瞑想を続けていると、真からリラックスできるので、こり固まった部分を伸ばして緊張を解《と》くなど、体のあちこちが自然に「調整」を始めることがあります。全身の血行もよくなり、内臓の調子が整うことも！　自分の体は自分がいちばんよく知っているんだな、ということを実感します。

11

肩こりや腰痛がやわらぐ

10でお話しした、瞑想による体の「自動調整」は、肩こりもやわらげてくれます。筋肉を緊張させていた神経がリラックスすることにより、こわばっていた筋肉やすじが、ほっとゆるむのです。また、こり固まっていた部分がほぐれ、「気になっていた腰痛がらくになった」という声も多く聞かれます。

12

ぐっすり眠れる

人間は、寝ている間にその日に起こったことを、頭の中で整理しています。ですから、睡眠中も頭の中は大忙し！　朝、よく寝たつもりでも眠いのは、頭の中の情報がきちんと整理できていないケースがほとんどなのです。瞑想は、瞑想中に、思考の整理、収納作業を前もって行うので、睡眠中の頭の中はすっきり、リラックス。ぐっすり熟睡できるのです。

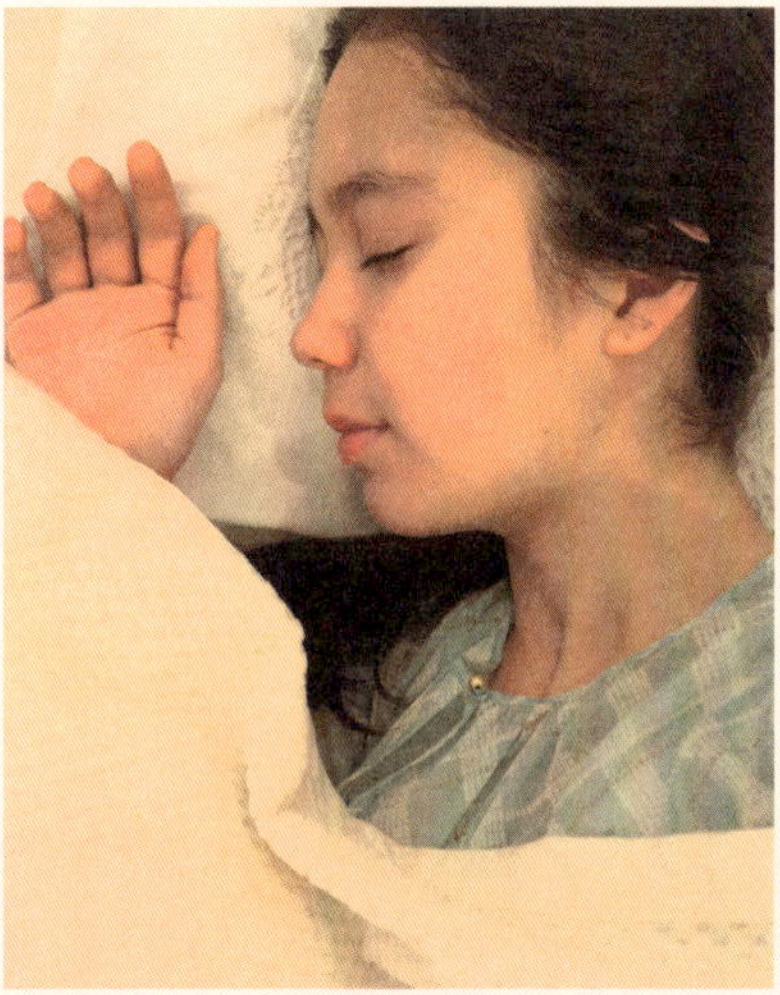

13

呼吸が深く、ゆっくりになる

瞑想中の呼吸法として、胸ではなくお腹での「腹式呼吸」や「丹田呼吸」（68〜71ページ参照）をマスターしていきます。この呼吸法は、リラックス効果も抜群。日常で、ちょっとイライラしたり疲れを感じたときなど、この呼吸に切り替えるだけで、マインドも瞑想時のリラックスした状態を思い出し、すっとリフレッシュできます。

14

免疫力がアップする

瞑想は、私たちが本来持っている自然の治癒力を目ざめさせてくれます。「毎年必ず風邪をひいていたのに、瞑想を続けていたらひかなくなった」など、免疫力のアップにも瞑想は効果的！

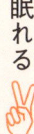

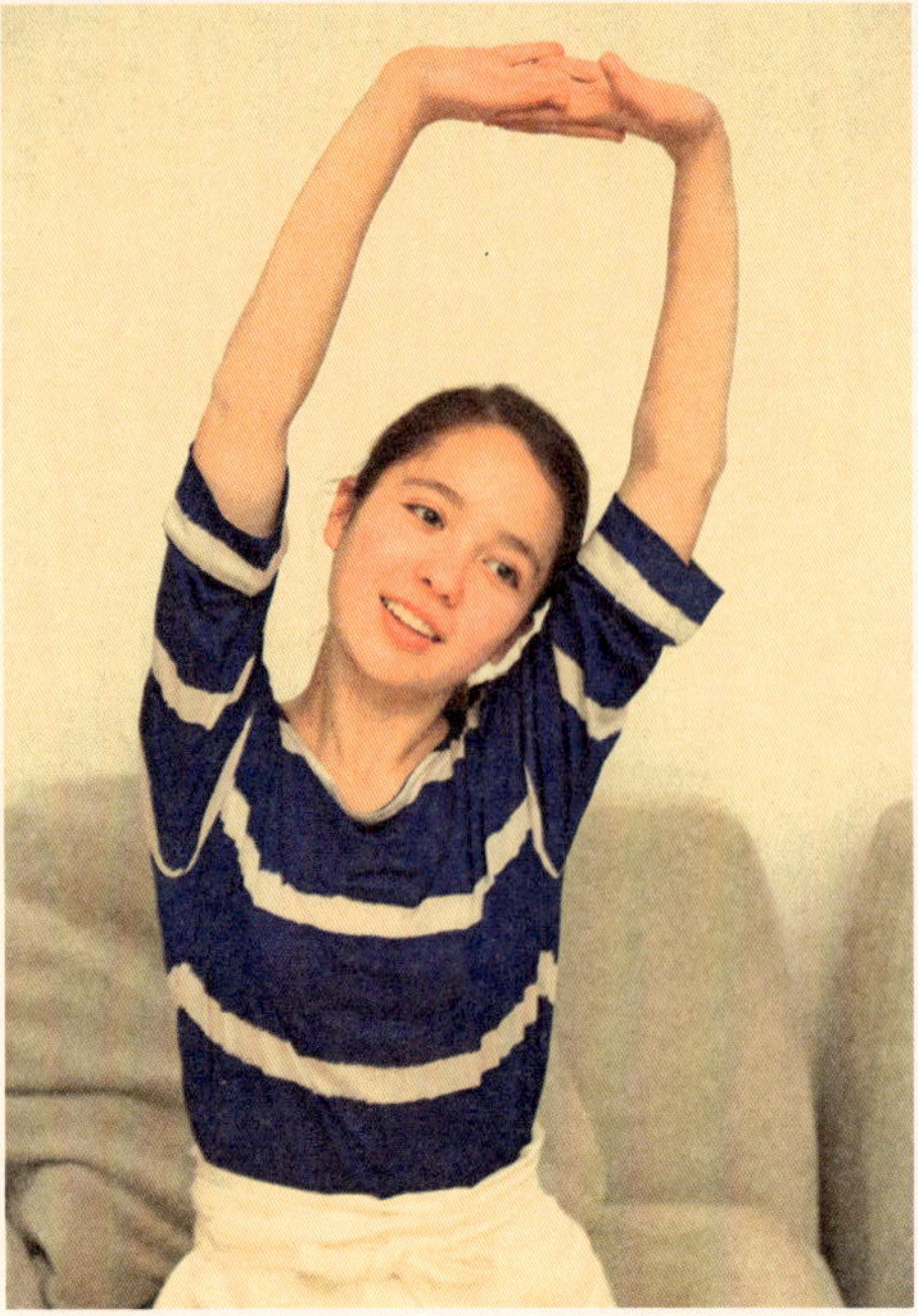

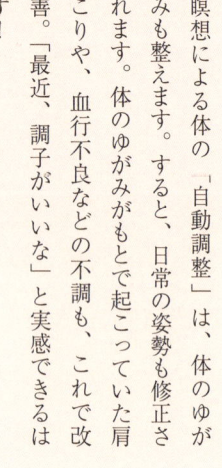

15

体のゆがみが改善される

瞑想による体の「自動調整」は、体のゆがみも整えます。すると、日常の姿勢も修正されます。体のゆがみがもとで起こっていた肩こりや、血行不良などの不調も、これで改善。「最近、調子がいいな」と実感できるはず！

16

冷え症が改善される

とくに女性に多く見られる、体のプチ不調、「冷え症」。瞑想は心身をリラックスさせるので、血行を促します。血行がよくなることで、体はぽかぽか。ずっと悩んでいた冷え症も改善されるのです。

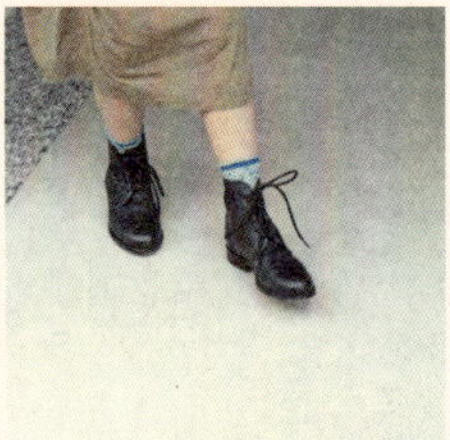

17

内臓機能がアップする

瞑想して不安や緊張が減ってくると、内臓の緊張がゆるみます。すると、内臓が持っている本来の機能を自然に発揮することができます。血行や血液の質がよくなったり、老廃物の排出もスムーズに行われるようになったりと、うれしい変化を感じるはずです。

18

肌の調子がよくなる

ストレスや血行不良は、肌にも悪影響を与えます。瞑想は、これらの改善のほか、内臓の機能もアップさせるので、肌の調子もいい感じ！　肌荒れが改善されたり、メイクののりがよくなったり……。これだけで、気分まで明るくなりますね。

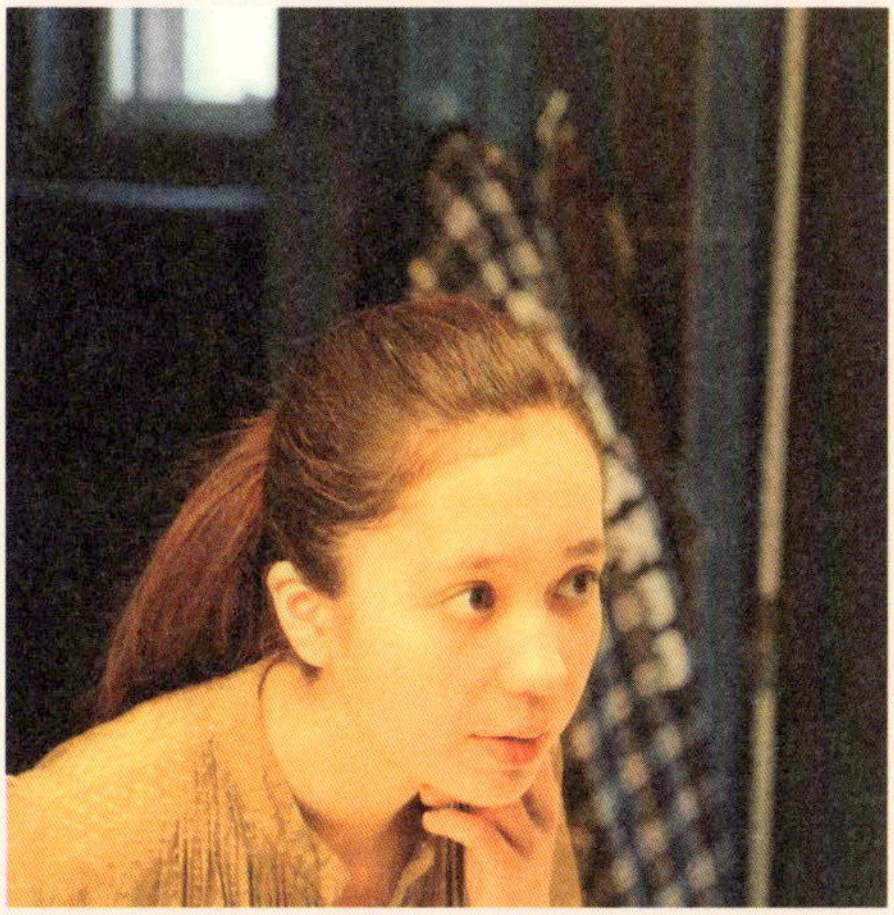

Q.

瞑想はどこからきたの？

瞑想は、古代インドで心身を鍛錬するための技術として発展し、完成された「ヨーガ」がもとです。古代インドでは「こころ」と「体」の修養のことを「ヨーガ（修養、鍛錬）」と呼んでいました。人間として、幸せな一生を送るために身につける技術です。この体の鍛錬の技術は、「ヨーガ」として伝わり、さまざまな流派に分かれています。「こころの修養」である瞑想もさまざまな流派に分かれ、チベットや中国、東南アジアなどに広がり、その一部分が、昔、日本にも伝わりました。

Q.

瞑想中は動いてもいいの？

A.

瞑想中は、体を動かさないのが大前提です。でも、体にかゆみをおぼえたら……。そんな時は、「かゆい！　どうしよう」と思わずに、「かゆいと感じた」とその事実を認めるだけにとどめます。「かゆみ」を「手を動かして、かかなくちゃ！」とふくらませるのは、マインドの得意技。「かゆみ」と認めるだけにしてとどめておけば、しばらく忘れてしまうもの。また、手足の位置などが気になることもよくあります。このような瞑想中に五感からやってくるものは、「認めて、放っておく」方法でほとんど対処できます。

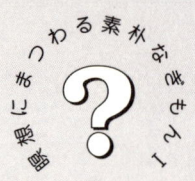

第３章

瞑想をやってみよう

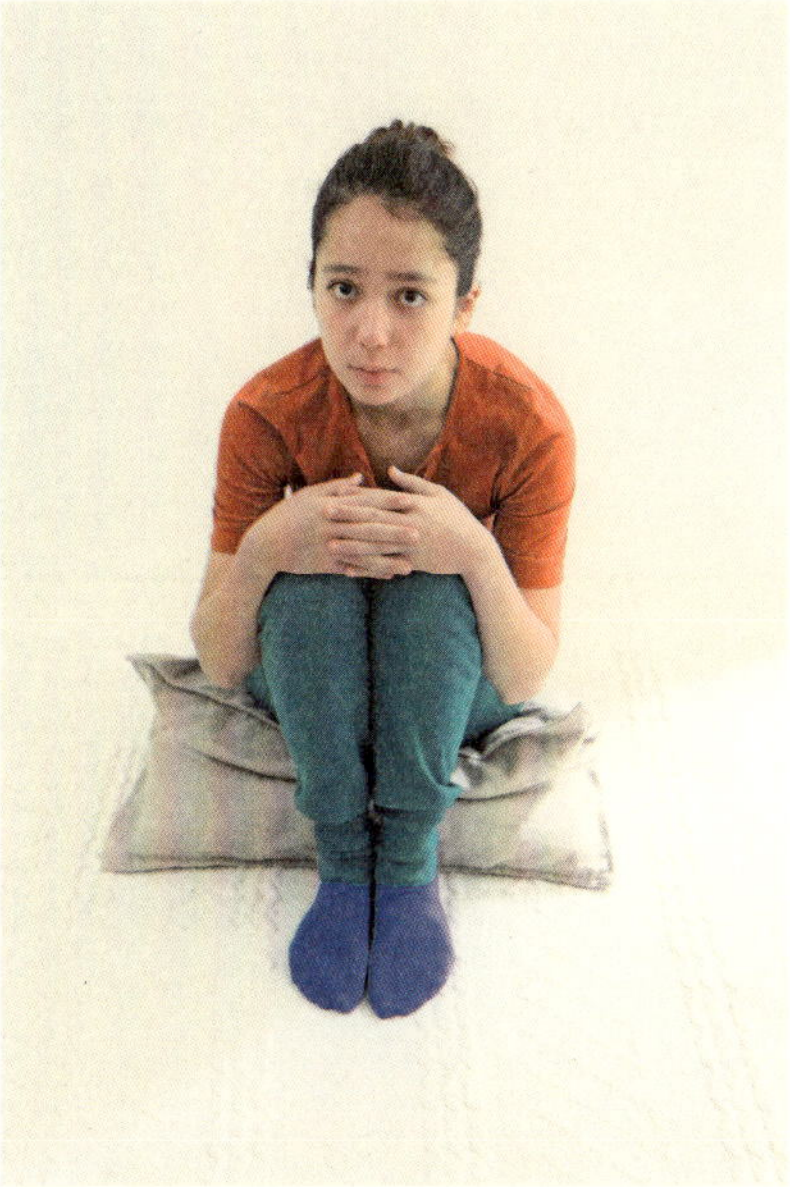

瞑想を始める前に

ちょっとドキドキ、緊張していませんか？

瞑想は、特別な場所も道具も必要ありません。いつでもどこでもできます。でも、初心者なら、静かな環境や、安定感のある座布団などがあると（76ページ参照）、よりスムーズに進められます。また、はじめて瞑想を行うときなどはとくに、「うまくできるかな」とドキドキするかもしれません。後述しますが、瞑想中は、瞑想の手順である「集中」のために、マントラ（48ページ参照）を唱えます。このマントラも、最初は特別なものに感じられるかもしれません。

でも、瞑想の目的は「頭の中の整理」といたってシンプルで、現実的なもの。瞑想を始める前に、まず「これから頭の中の片づけをするんだ」と目的を思い出せば、緊張なども、きっとほぐれ、リラックスできるはずです。

瞑想の作法には、すべて「理由」がある

瞑想の一連の流れには、体を前屈させたり、呼吸法を切り替えるなどいくつかの「作法」があります。これは、瞑想をよりスムーズに進めるための、より効率のいい方法。でも、ただ「形」をまねるのではなく「なぜこうするのか」を理解しましょう。自分なりに「集中・気づき・棚上げ」の作業ができるようになれば、少しくらい形が変わっても、問題ありません。それでは、次からいよいよ瞑想の方法をお話しします。

準備したいこと

❶ しめつけのない、リラックスできる服装で行いましょう。

❷ 座りやすいように、座布団を用意しましょう。

❸ できるだけ静かで、暗い環境にしましょう。

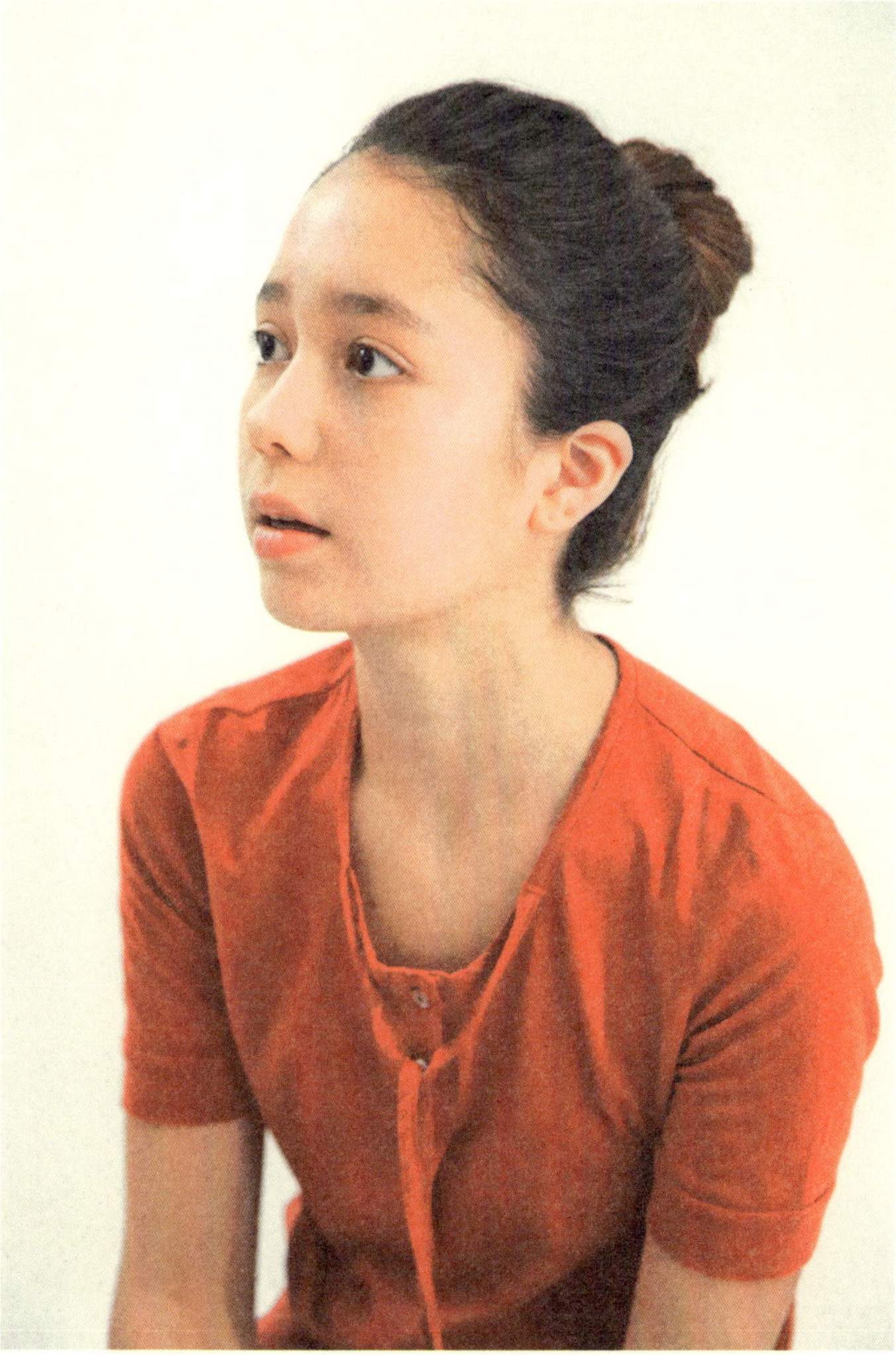

よりよい瞑想をするためのステップ

瞑想の流れ

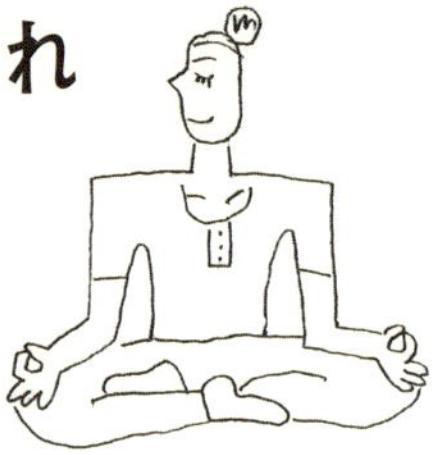

これから始める瞑想の、基本の流れを見てみましょう。
瞑想は、座ったらすぐに始めるわけではありません。
よりスムーズに瞑想に入るために、
姿勢や呼吸を整えることもポイントです。
瞑想の終わりには、余韻を楽しむこともお忘れなく。
所要時間は、10〜15分くらいです。

START

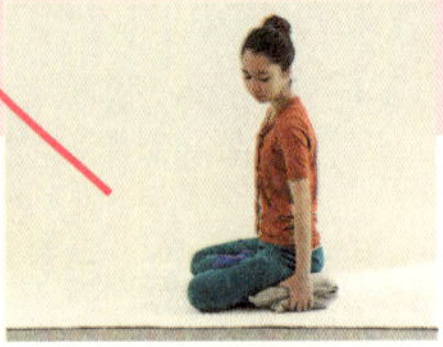

Step 1 座る【着座】

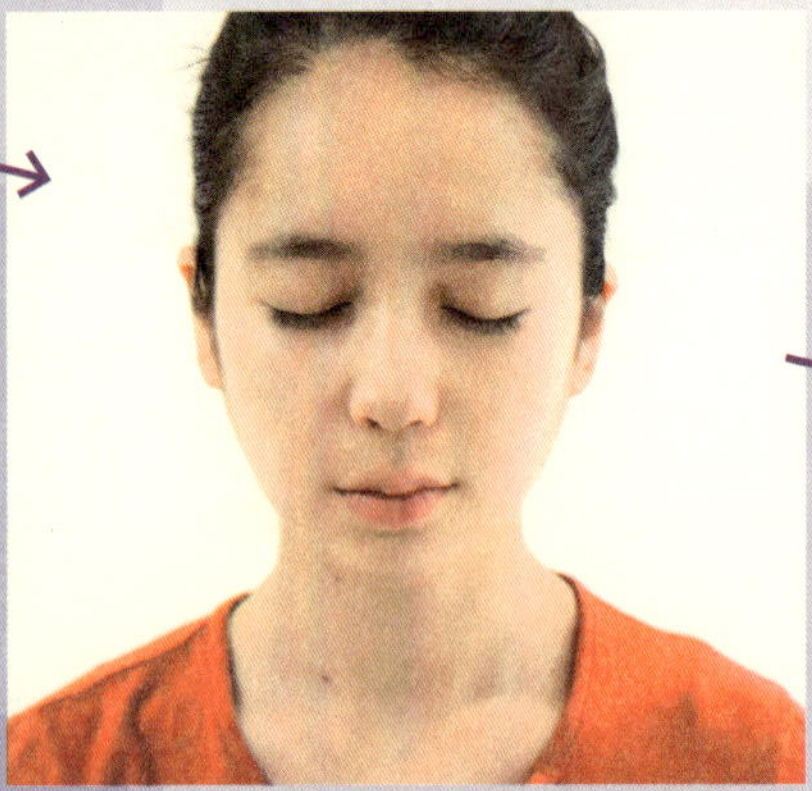

Step 10 瞑想を深める【境地瞑想】

想　中！

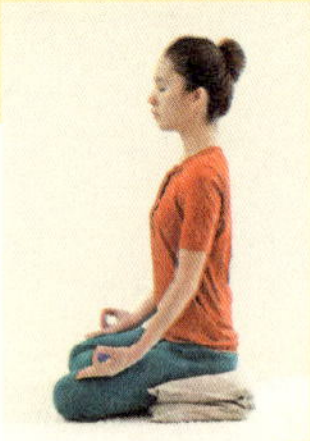

Step 11 瞑想を終える【終了】

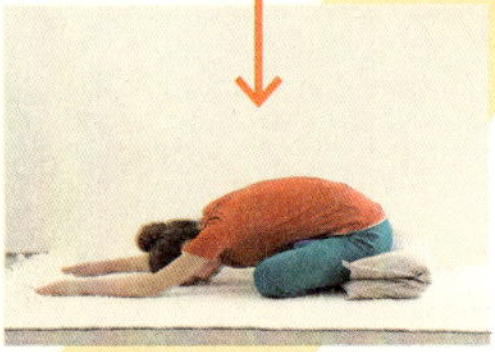

Step 12 瞑想を解く【終了前屈】

瞑想の余韻を楽しんで

FINISH

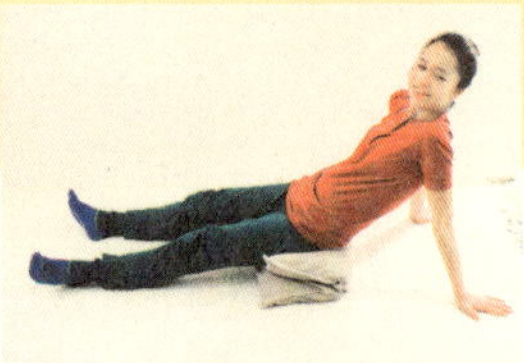

Step 13 リラックスする【終了休息】

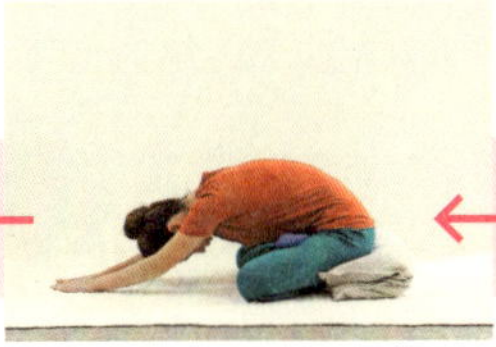

Step 2　上体を前に倒す【開始前屈】

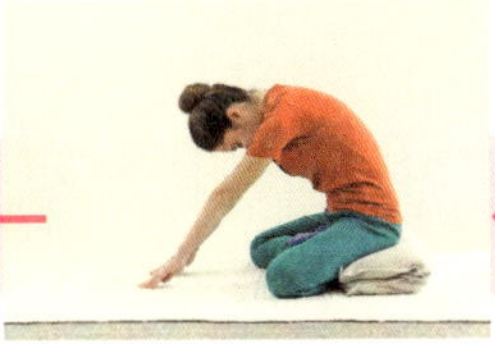

Step 3　ゆっくり起き上がる【起身】

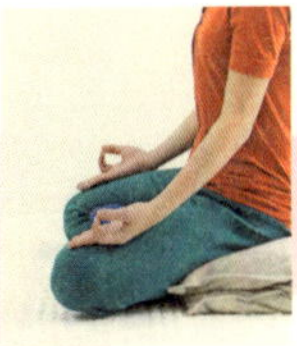

Step 4　印を結ぶ【結印】

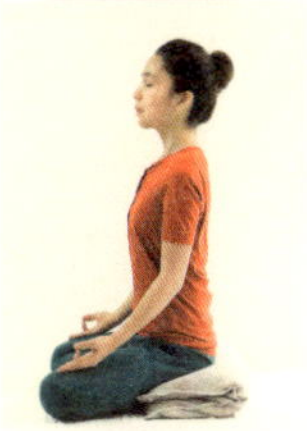

Step 5　胸式呼吸をする【通気】

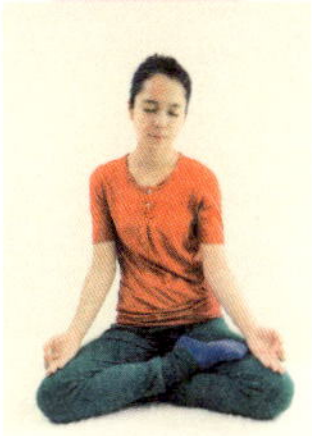

Step 6　姿勢を整える【整芯】

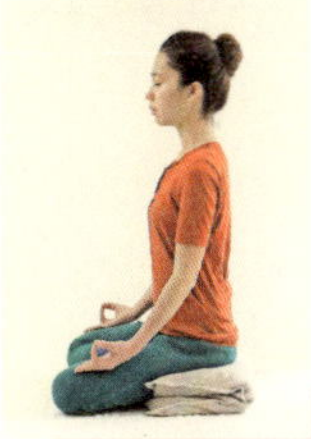

Step 7　腹式呼吸をする【深気】

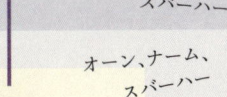

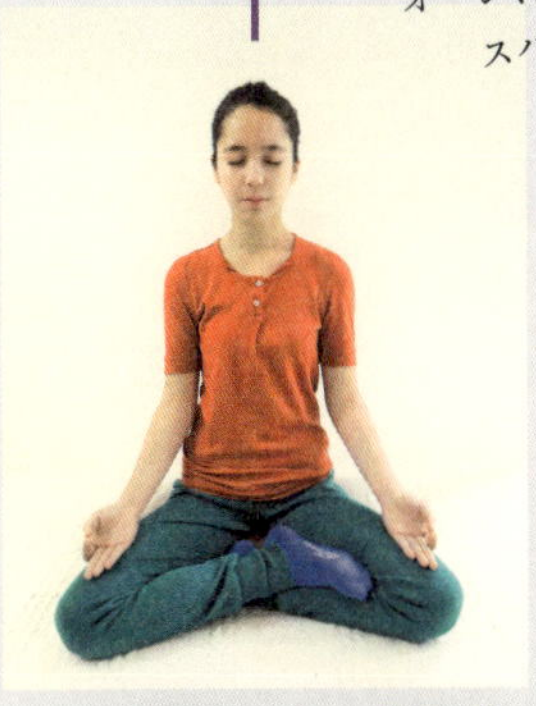

Step 8　瞑想に入る【唱呪】

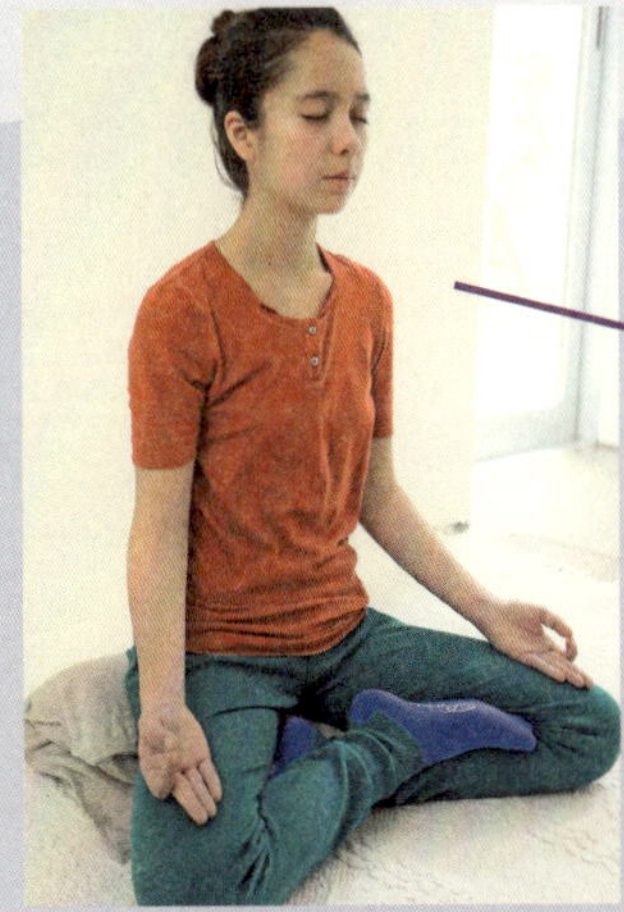

Step 9　瞑想を進める【実践瞑想】

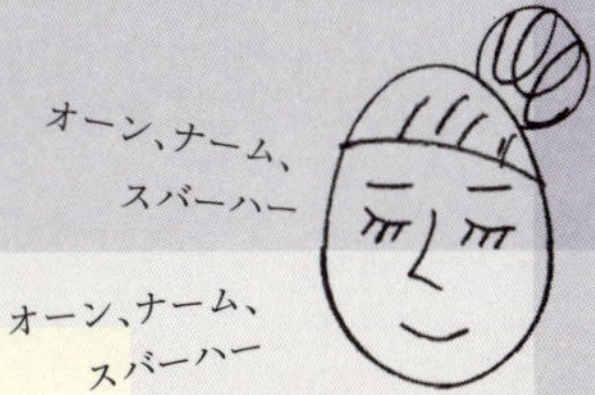
オーン、ナーム、
スバーハー
オーン、ナーム、
スバーハー

瞑

step 1

座る

【着座《ちゃくざ》】

瞑想の基本スタイルは「あぐら」です。あぐらをかくと、床と体の接する面積が広くなるので、おしりも痛くなりにくく、安定して長く座れるのです。また、床とおしりの間に、二つ折りした座布団などを敷くのもおすすめ。より安定感がアップします。座る位置を確かめ、よりらくに感じるように整えましょう。姿勢は、軽くあごを引いて背筋をまっすぐ伸ばします。この時点で、開始時刻を時計で確認しておくといいでしょう。

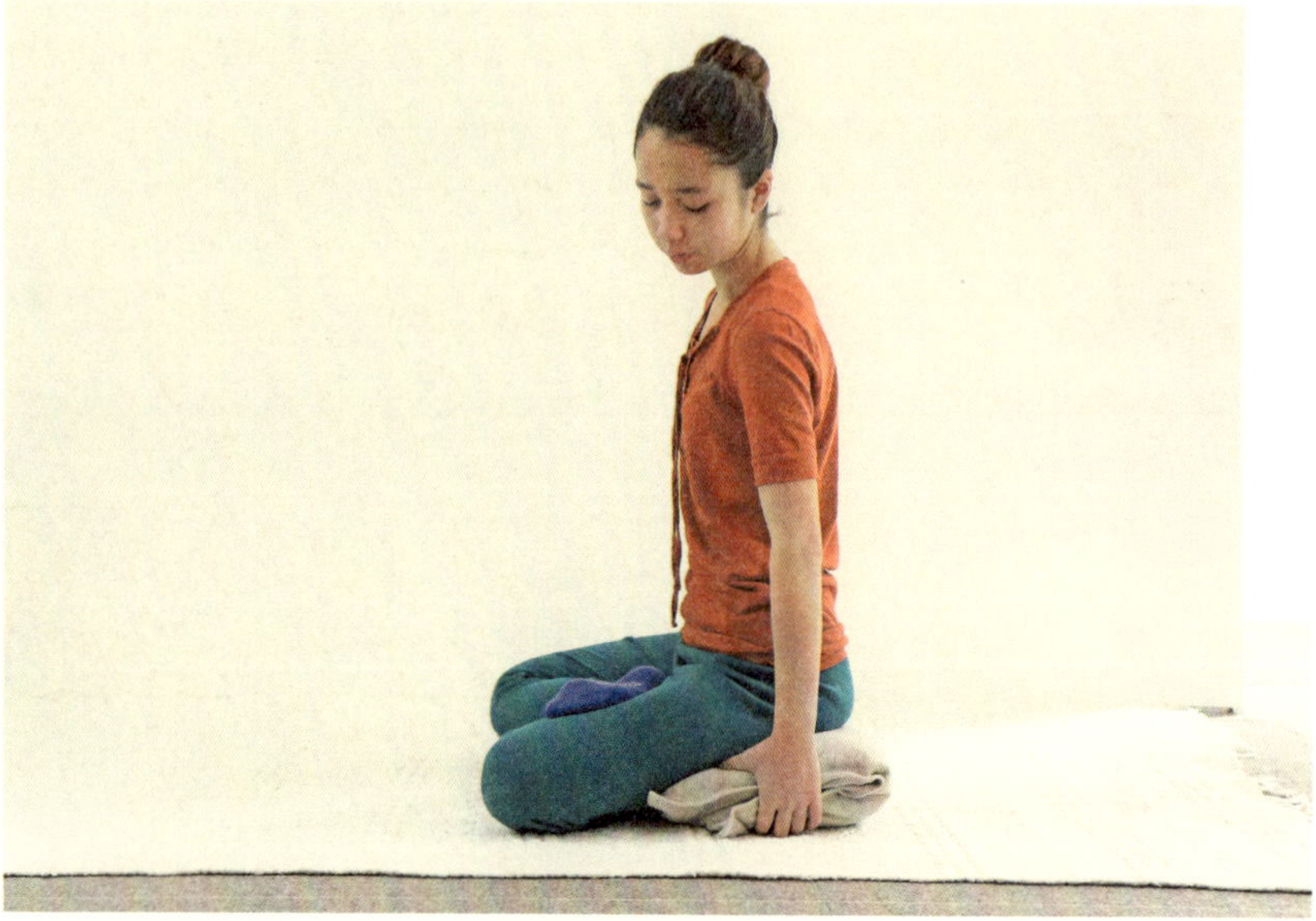

「あ、これならしばらく座れそう」と感じられるように、
足の位置や座り心地などを調節しましょう。

座り方の例①　片足をのせる

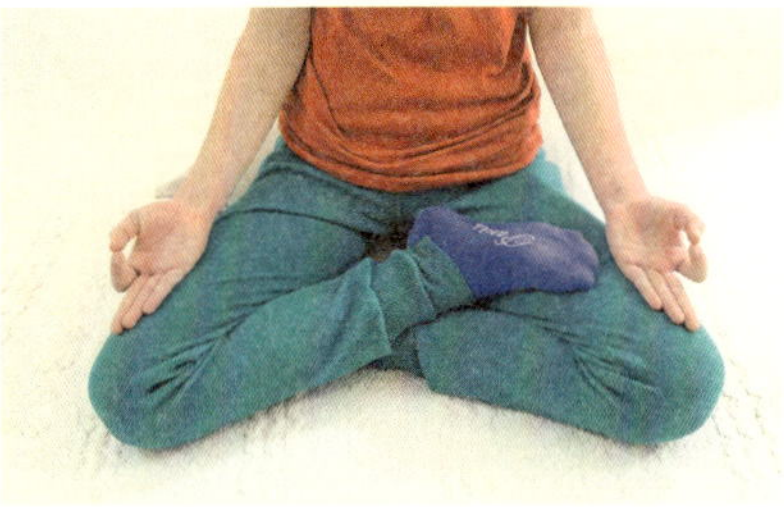

「半跏趺座(はんかふざ)」はあぐらで座り、片足を、反対側のももにのせた座り方。これがたやすくできるようになれば充分です。慣れてくると、長時間、らくに座れるようになります。

座り方の例②　両足をのせる

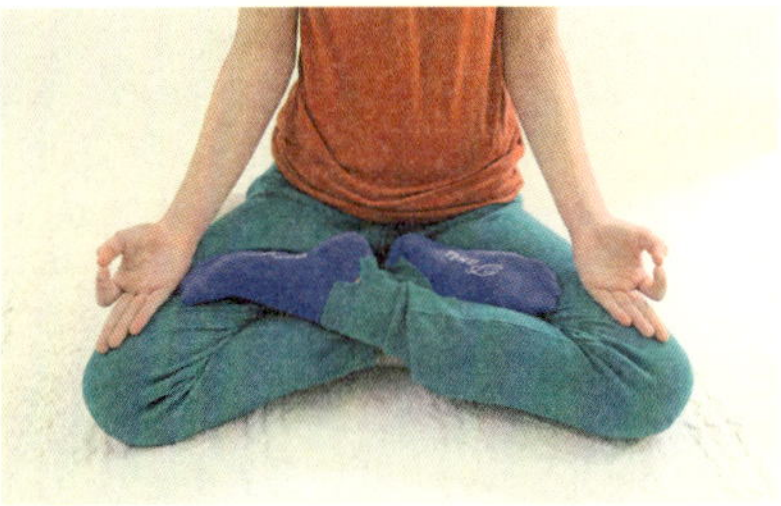

「結跏趺座(けっかふざ)」は、両足を反対側のももにのせた、より安定感のある座り方です。でも、無理をせず、あぐらを基本に、自分がいちばんとりやすい形で座るのがベストです。

座り方の例③　椅子を使う

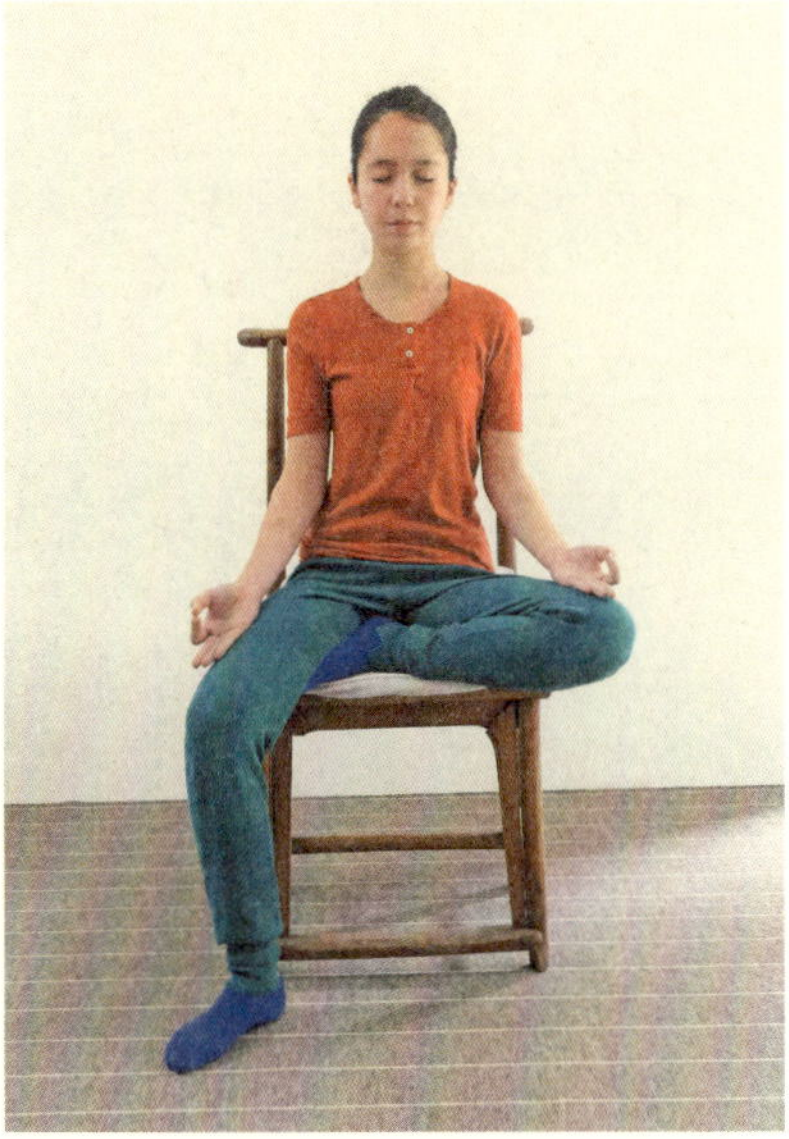

あぐらがむずかしい人は、椅子を活用してもいいのです。椅子に接する体の面積を広くするため、片方の足の裏を反対の足につけて、半跏趺座に近い形をとってみましょう。

座り方の例④　座布団にまたがる

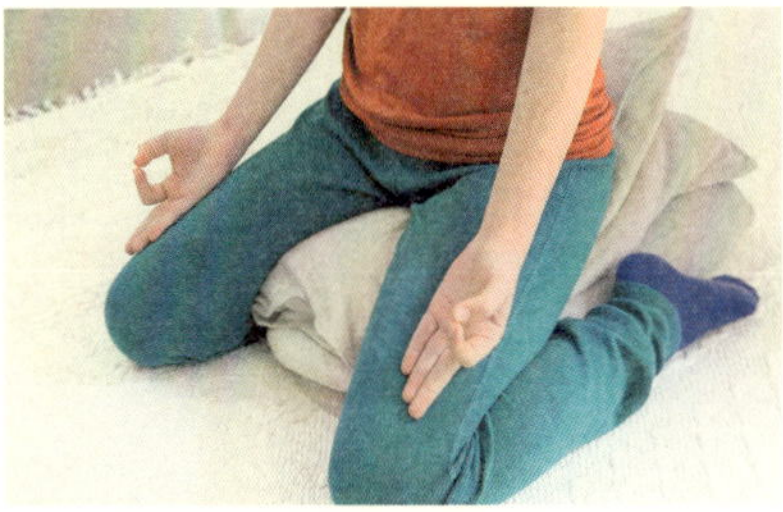

椅子がない場合は、座布団などを二つ折りにし、その上に馬乗りしてもよいでしょう。膝から下をしっかりと床に着けて安定させます。

step
2

上体を前に倒す
【開《かい》始《し》前《ぜん》屈《くつ》】

手のひらを床に着け、お辞儀をするように体をゆっくり前に倒します。両手はできるだけ前方に伸ばし、額が床に着くくらい伸ばしていきましょう。この作法は、肩やひざ、腰のこわばりをゆっくりと伸ばし、腹部を圧迫して血流を促します。また、自分の前になにもないことを確認することで、よりマインドを安心させて瞑想に入りやすくする効果もあります。この作法はストレッチではないので、痛くなるほどの無理をせずに行うことが大切。こころを落ち着かせる「開始のお辞儀」、というイメージで。このあたりから、動作はすべてゆっくりと、おだやかに行うよう意識します。

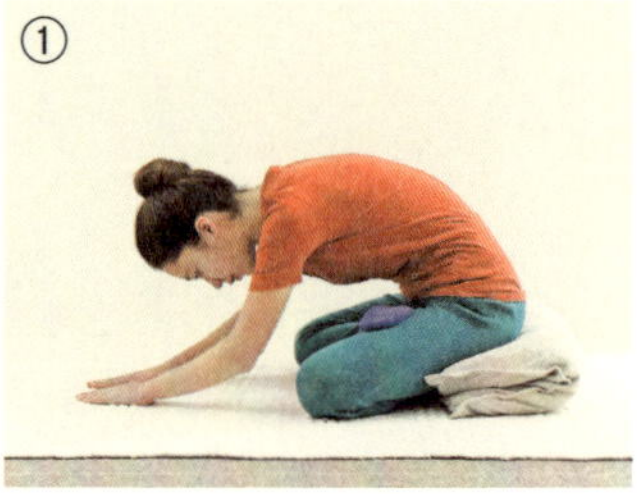
①

指先をそろえて、ゆっくりゆっくり前へ……。

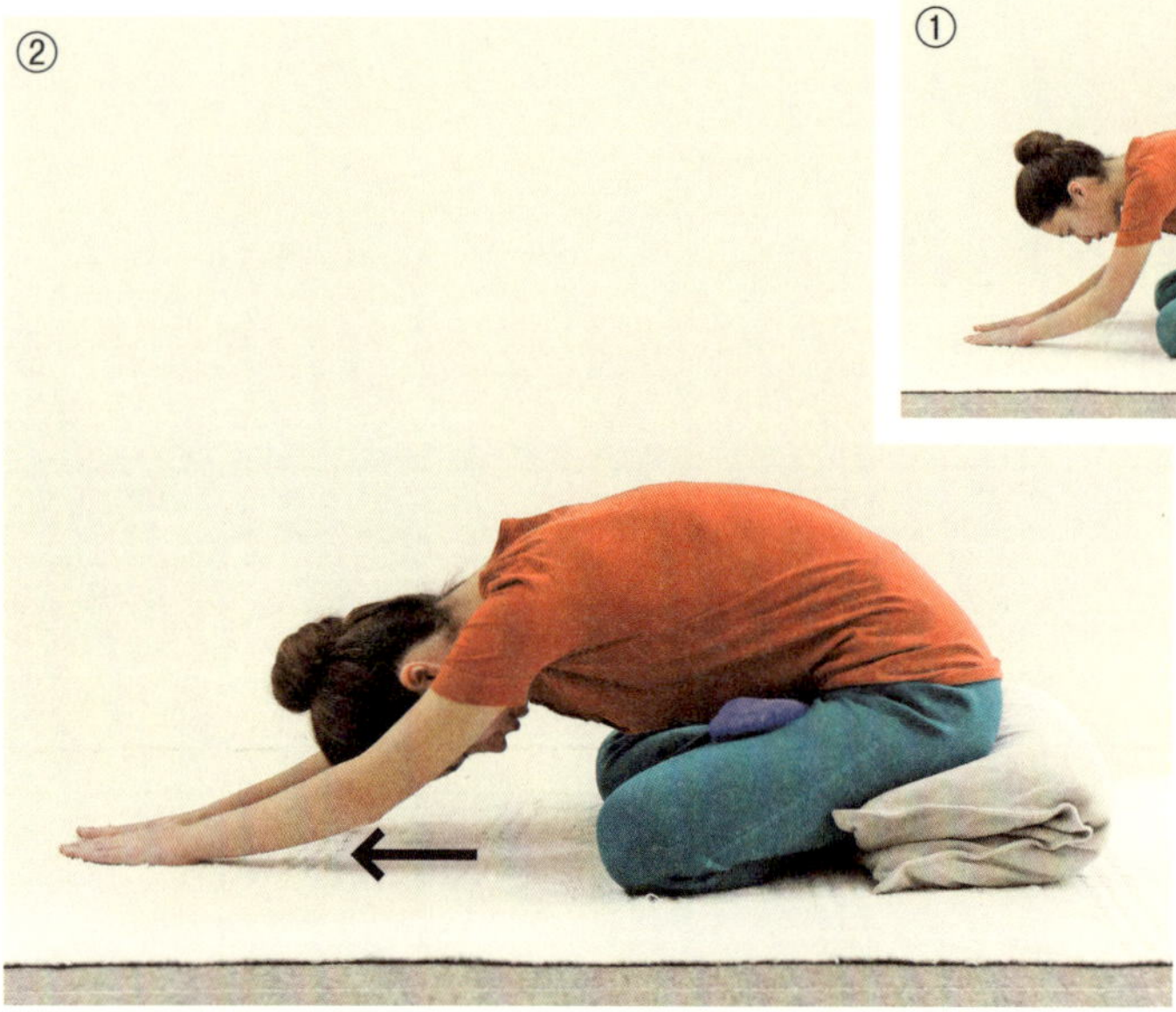
②

このとき、どのくらいまで指先が届くかチェックしておきましょう。瞑想後にもう一度前屈すると、驚くほどやわらかくなっているはず。

step

3

ゆっくり起き上がる【起身《きしん》】

しっかり前屈したら、外部からの情報を少なくするため、目を閉じましょう。そして、「私はこれから瞑想する」とこころの中で宣言して、毎回、新たな気持ちで瞑想しましょう。

それから、床に着けた手を手前に引きながら、ゆっくりと上体を起こします。背筋の力を使い、尾てい骨から背骨をひとつひとつ、ていねいに積み上げるイメージで背骨をまっすぐにし、最後に頭を起こします。背筋の力が弱いときは、手の力を使って体を起こしましょう。この作法には、意識を「体」から「頭」に徐々に集中させる目的があります。また、腹式呼吸（68〜71ページ参照）がらくに行え、瞑想もスムーズに進みます。

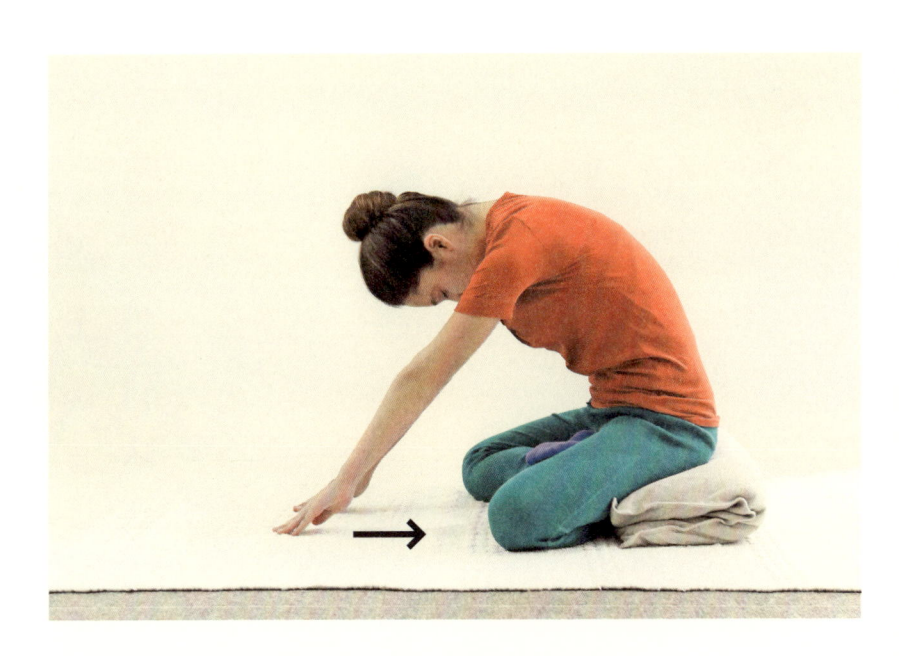

ゆっくり起き上がります。起き上がった姿勢は、猫背でもそりすぎも NG。
横から見ると、少しだけS字型に湾曲している自然な状態がベストです。

step 4

印《いん》をむすぶ

【結印《けついん》】

起き上がったら、両手のひらを膝の上に置き、親指と人差し指の先を軽く合わせて印を結びます。指先には力を入れず、紙を一枚はさんでも、それが抜け落ちるくらいの触れ具合で。眠りそうになったら、指先がふっと離れます。その感覚を感じて眠りそうになった自分に気づくようにするのです。今回は絶対に眠くなることはないと思ったら、印を結ばなくてもいいでしょう。そのときは、手はどこに置いてもいいですが、初心者のうちは、印を結ぶことをおすすめします。その方が、「印を結んだら瞑想するのだ」というマインドへの教育になり、瞑想の上達が早くなるからです。

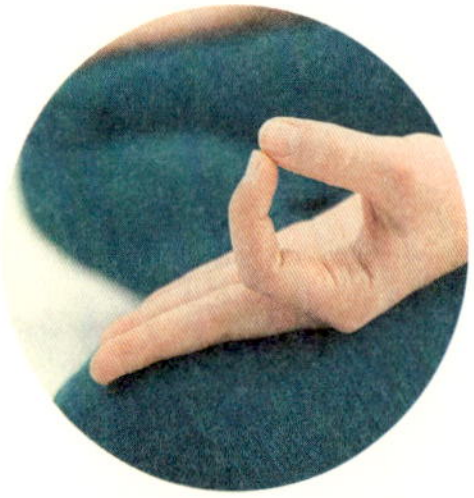

指先は「軽～く」触れ合う

指先に力を入れると、離れるときの微妙な感覚がわかりにくくなります。

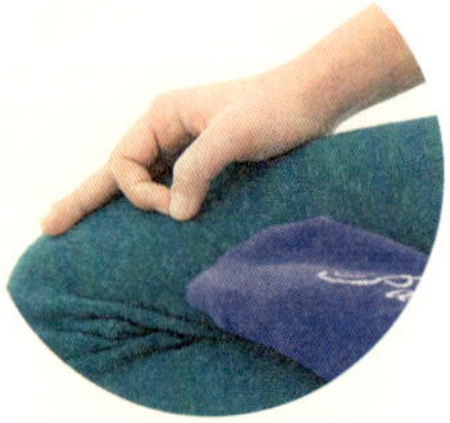

手のひらの向きは自由

手のひらは、上向きでも下向きでもOK。置く位置は、ももの上付近でもいいのです。

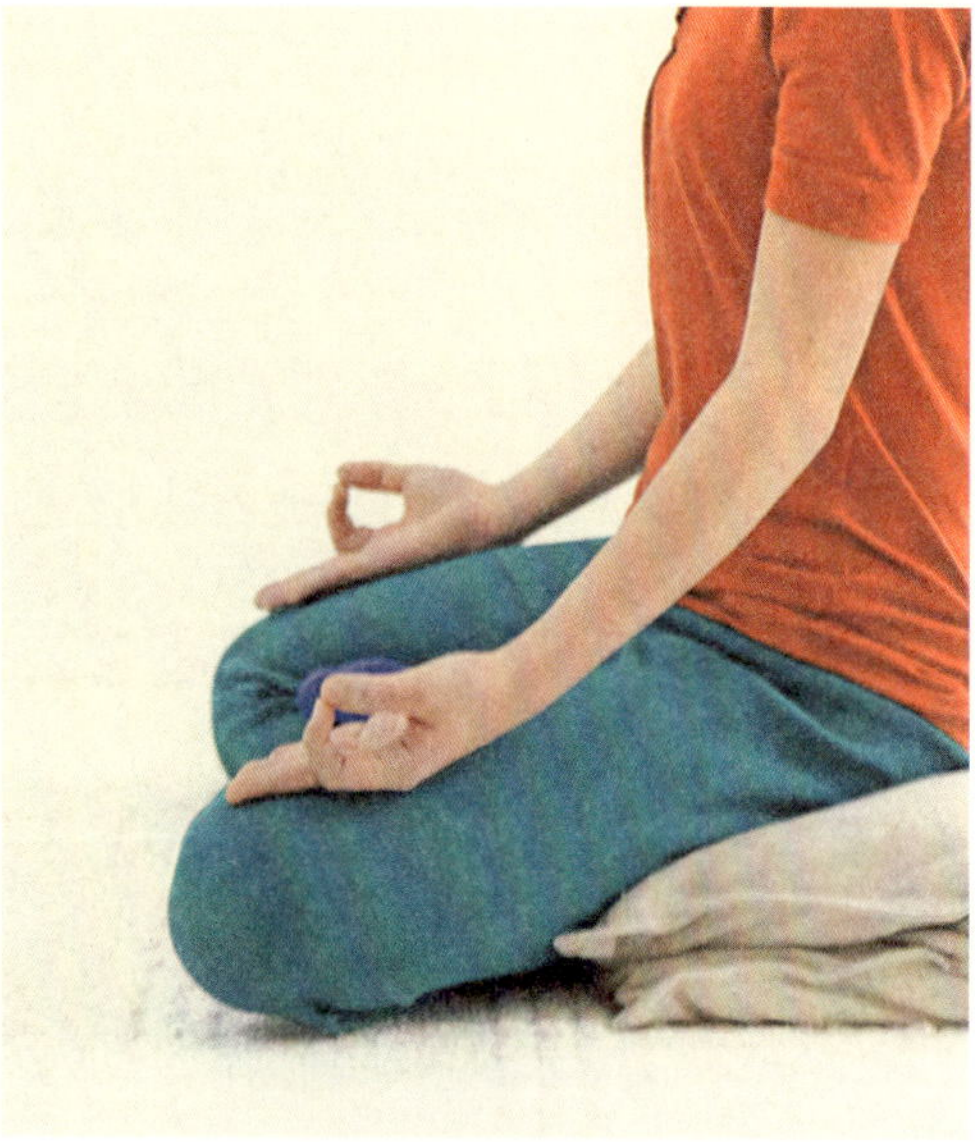

瞑想中に眠るのはNG。印を結ぶのは、眠りそうになって指先を離した自分に気づくための工夫なのです。

step

5

胸式呼吸をする

【通気《つうき》】

まず、胸式呼吸をします。鼻から大きく息を吸って胸をふくらませ、鼻から勢いよく吐き出しましょう。これを3回くらい行います。これで鼻やのどの通りをよくし、瞑想中、おだやかな腹式呼吸を続けるための準備を行うのです。息を吸うと肩が上がり、息を吐くと肩が下がりますが、次のステップ6には、この「肩が下がった」状態で移りましょう。胸式呼吸には、その「肩の位置の確認」の意味もあるのです。また、息を吐き出す際は、必要以上に力を入れないように。自分を騒がせず、大きなため息のようなイメージで行いましょう。(胸式呼吸のやり方は68ページ①②参照)

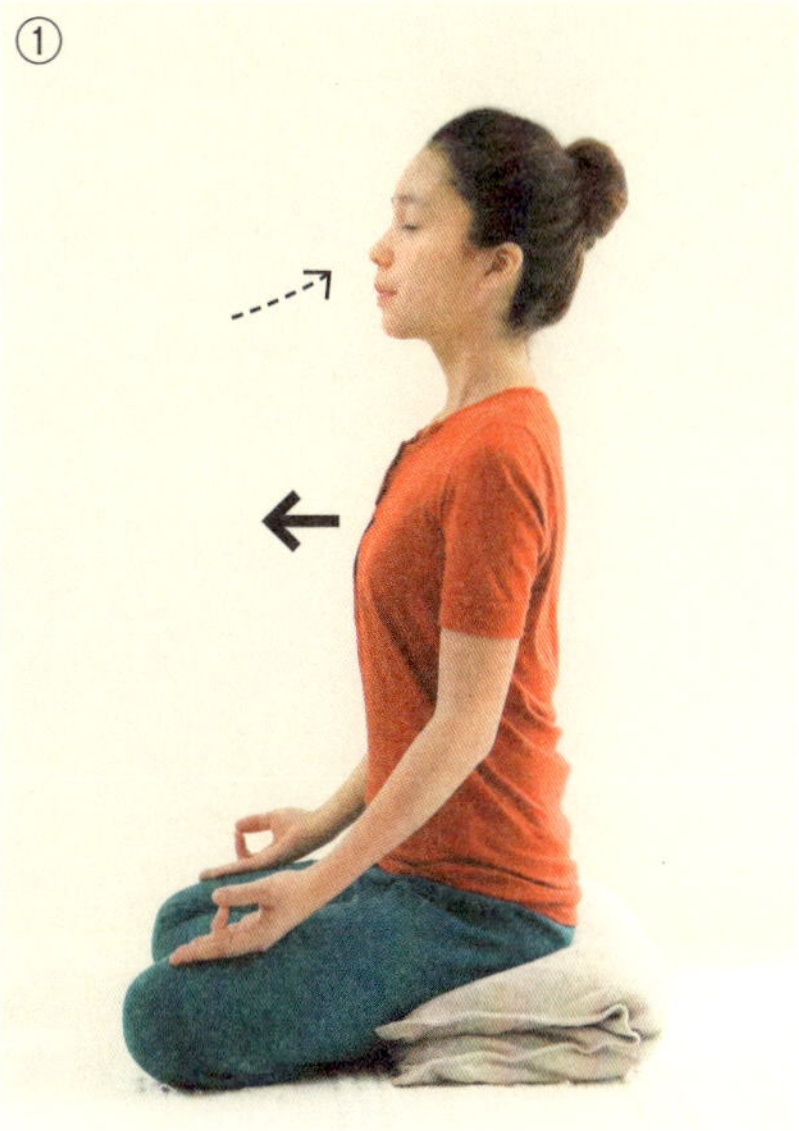

①

鼻から息を吸うと、肩がゆっくりと上がります。波が海岸に打ち寄せるようなイメージで。

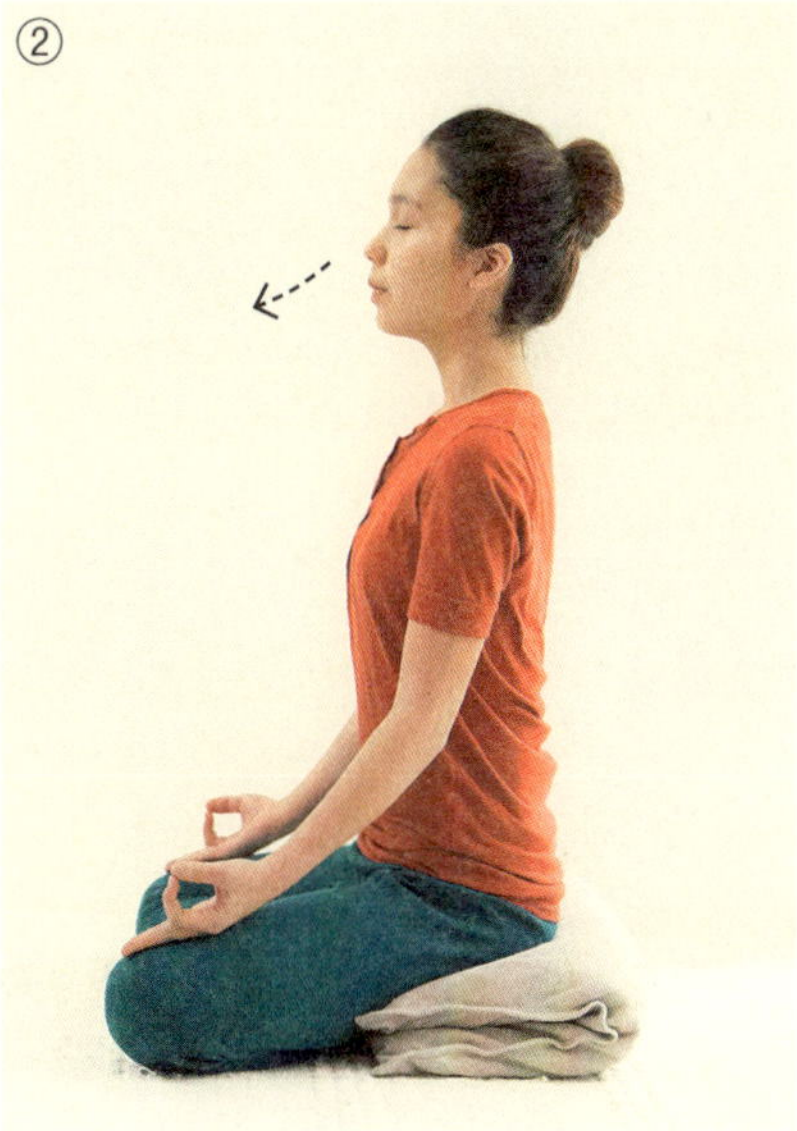

②

鼻から息を吐くと、肩がぐーっと下がります。波が引いていくイメージで。吐ききったときの肩の位置で、ステップ6へ。

step

6

姿勢を整える

【整芯《せいしん》】

これからしばらく、微動だにしないつもりで瞑想を行うのですが、そのために最終チェック。上体をほんの少し、前後左右にゆらゆら揺すります。これで背骨がきちんと伸びているかどうかを確認し、重心を安定させたり、座り心地を整えることができるのです。ゆったりと、まるで海中の昆布が揺れるようなイメージで2~3回揺すって、振り子が止まるように静かに止めましょう。また、このとき自分の表情にも意識を向けます。みけんや口もとなど、緊張していませんか？　顔の筋肉をゆるめます。静かなおだやかな表情になれたら、いよいよ瞑想の開始です。

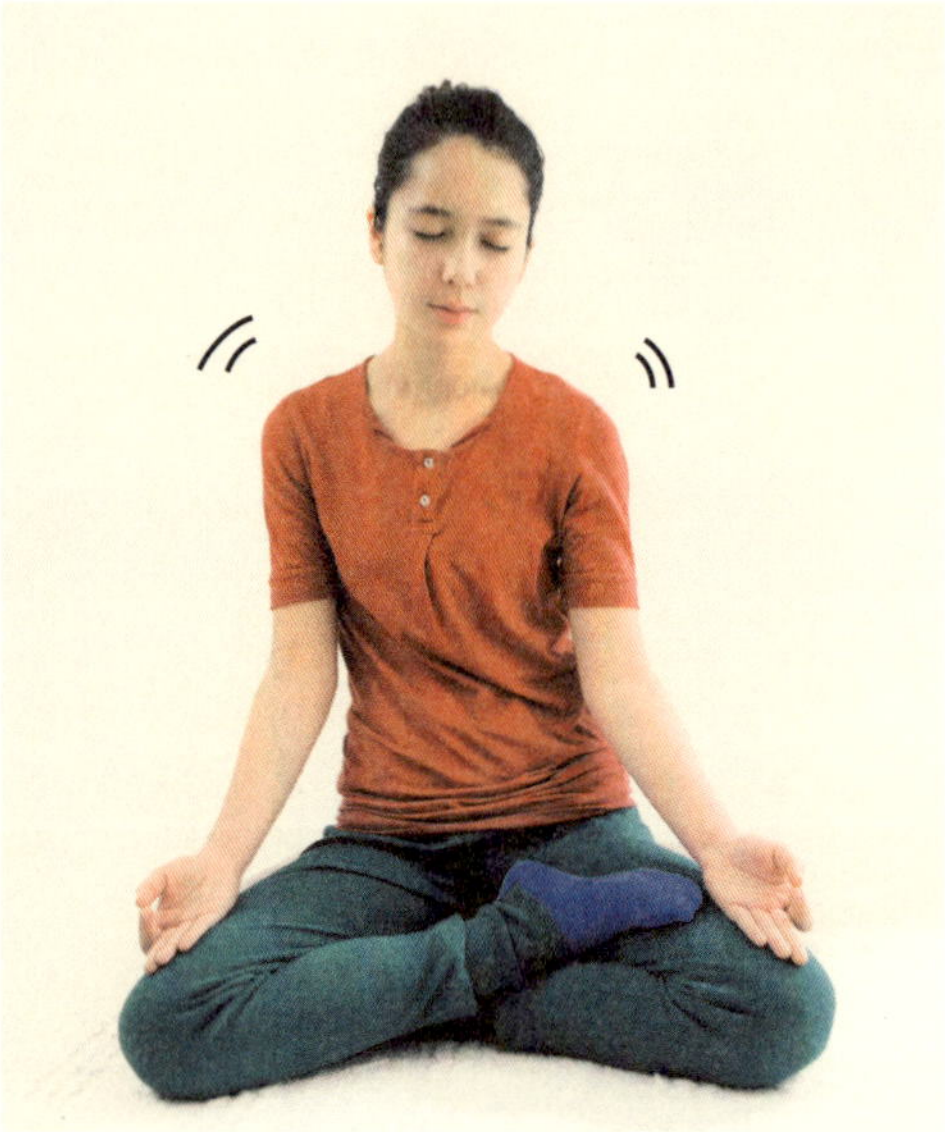

体を揺らすときは、ゆっくり最小限の動きをこころがけます。激しい動きは刺激となって、こころがざわつき、瞑想の妨げに。

step 7

腹式呼吸をする

【深気《しんき》】

ここからは、呼吸を腹式呼吸に切り替えます。丹田呼吸ができるなら（70ページ参照）そちらのほうがよりベター。瞑想中は、なるべく手や足の筋肉（随意筋《ずいいきん》）を動かさないようにすることが大切です。腹式呼吸（丹田呼吸も）なら、頭を使って動かす随意筋への刺激も少なく、背骨や胸骨、腰骨などもほとんど動かさずに行えます。そうはいっても、腹式呼吸を気にしすぎると、そこばかり気になって瞑想がうまくできません。自分でできる静かでおだやかな、「瞑想の邪魔にならないような呼吸を続ける」ことが基本です。（腹式呼吸と丹田呼吸のやり方は68～71ページ参照）

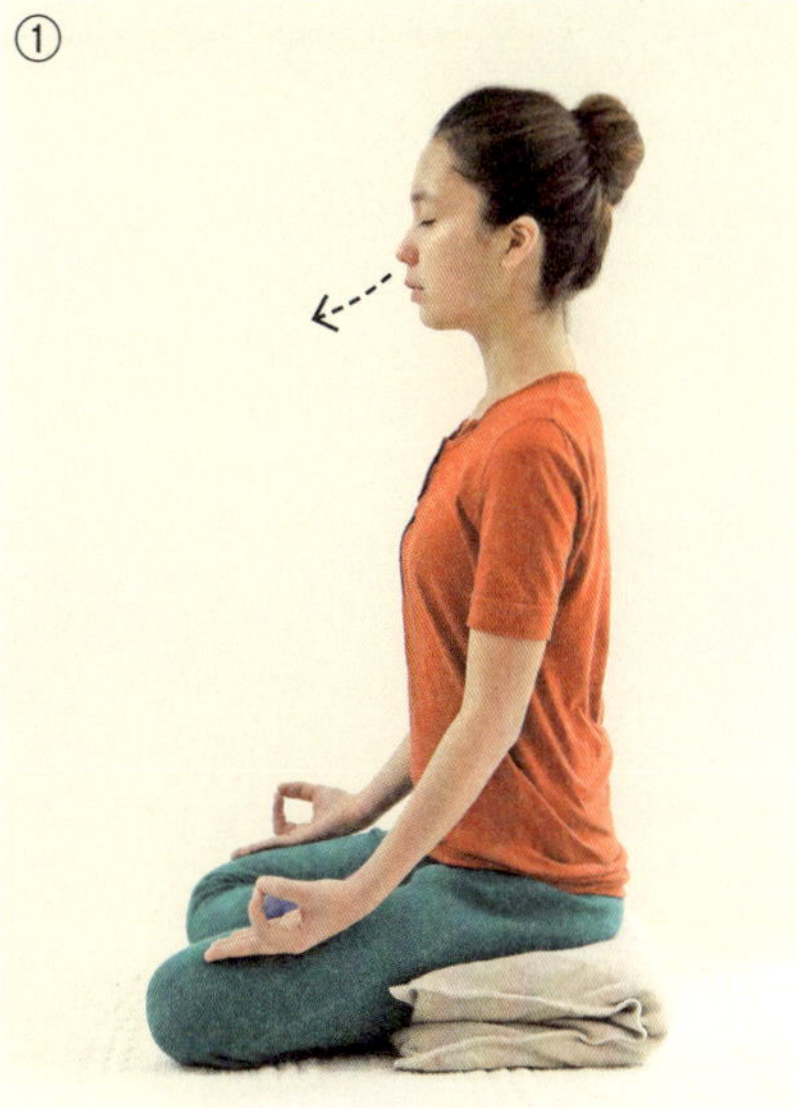

お腹の奥までゆったりと鼻から息を吸います。こうすると、お腹だけが静かにふくらみ、ほかの筋肉や骨への刺激が最小限になります。

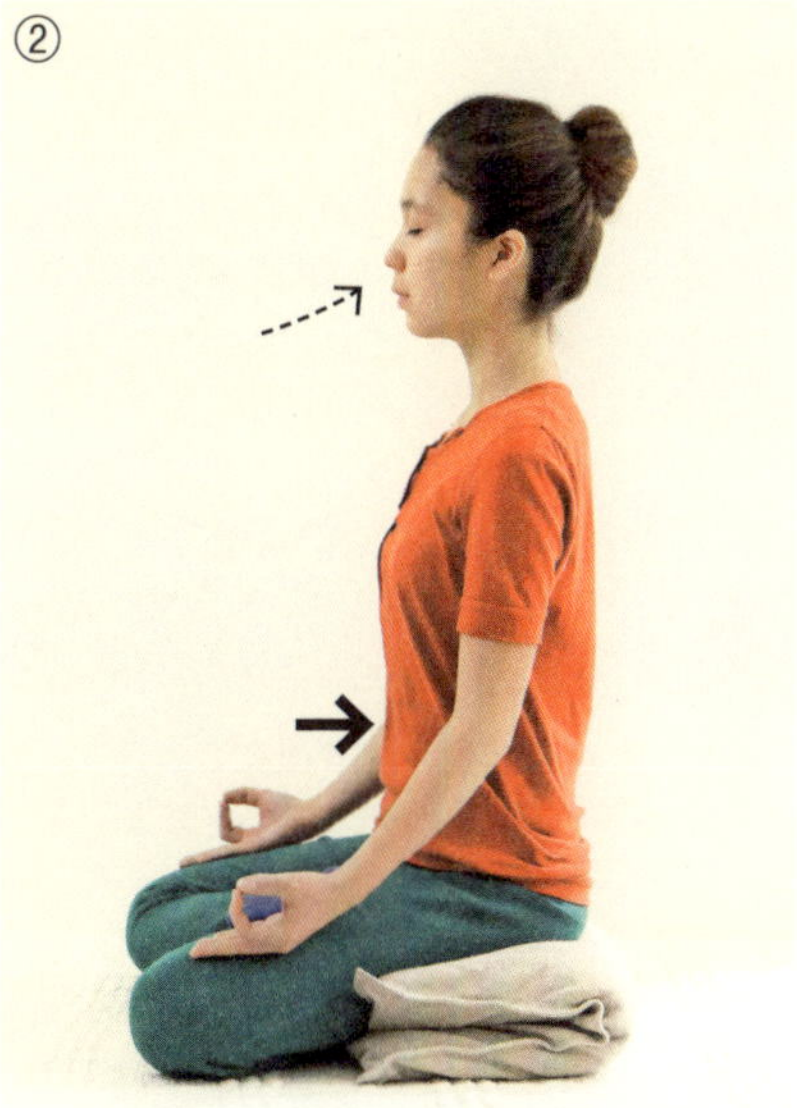

静かにゆっくりと鼻から息を吐きます。お腹だけが動いて、背骨や胸骨、腰骨などは動かさないようにしましょう。

step

8

瞑想に入る

【唱呪《しょうじゅ》】

こころの中で「オーン、ナーム、スバーハー」とマントラを唱えて、瞑想に入ります。唱えるスピードは、息を吸うときに「オーン、ナーム」、吐くときに「スバーハー」と呼吸に合わせると唱えやすい。多少ずれたり、逆になっても気にしないで。マントラに「集中」して、静かにゆったりと唱え続けましょう。

マントラを唱えていると、知らないうちに頭の中でほかのことを考えはじめます。そのことに「気づき」、「今は瞑想中だから、それはあとで考えよう」と、その考えをすぐに「棚上げ」。再び、マントラに戻りましょう。

「マントラ」とは？

マントラは、意味を持たない音の連なりです。「思考の種」をかき集めてくれる「道具」と考えましょう。ここでは、世界中にあるマントラから平均値をとって作られたMマントラ「オーン、ナーム、スバーハー」を用いています。→詳しくは58ページ参照

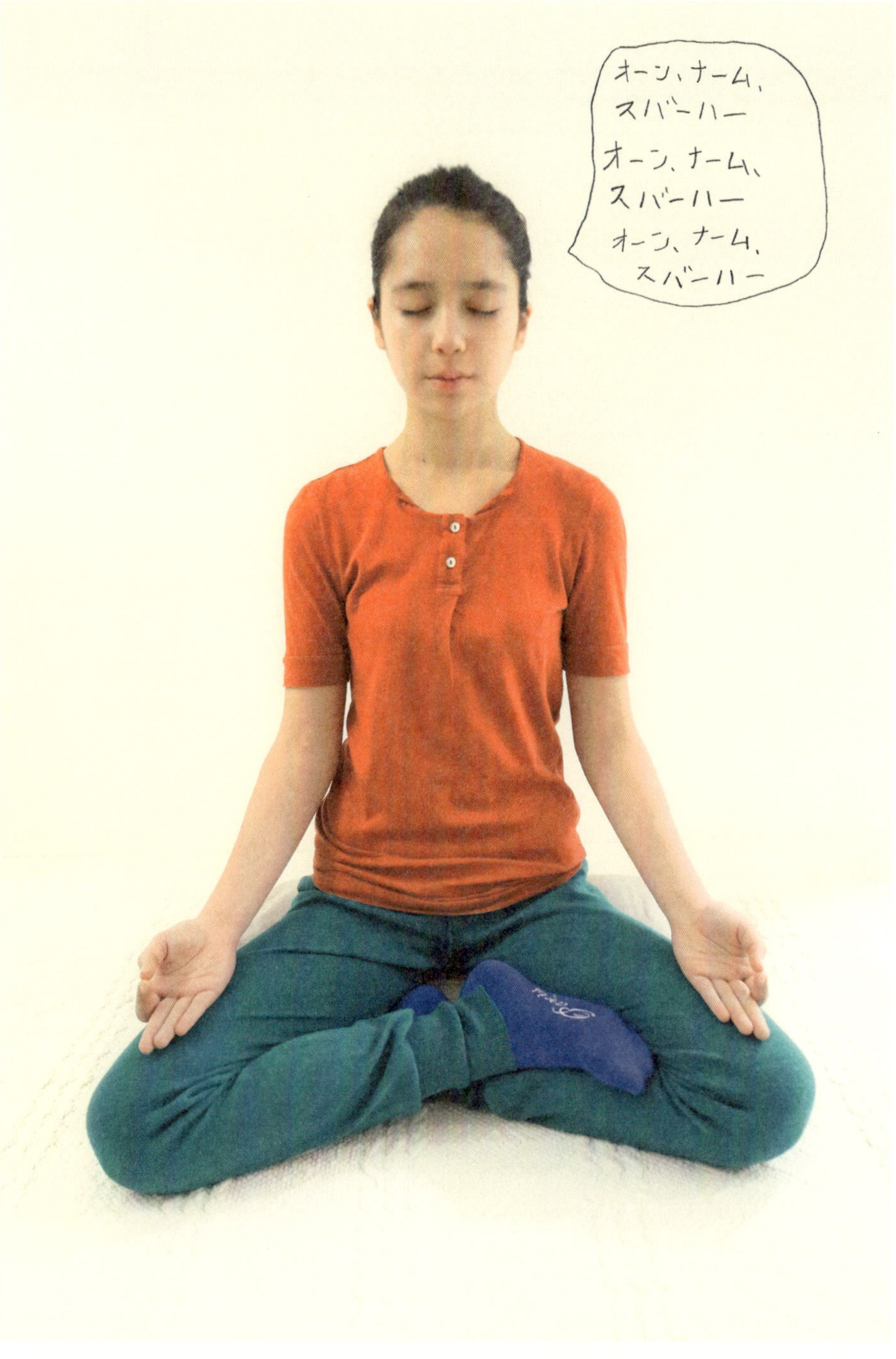
オーン、ナーム、
スバーハー
オーン、ナーム、
スバーハー
オーン、ナーム、
スバーハー

こころの中で、「オーン、ナーム、スバーハー」とマントラを唱えて瞑想に入ります。

step

9

瞑想を進める

【実践瞑想《じっせんめいそう》】

　マントラに「集中」し、出てきた思考に「気づき」、「棚上げ」する。頭の中で、瞑想の三つの手順（20ページ参照）を繰り返します。はじめのうちは、マントラ自体が珍しく、唱えるのに一生懸命。でも、そのうちに、マントラを唱えるのに飽きてきたマインドが、「今考えたい、もっと重要な思考」を持ってきます。そのことに「気づき」、すかさずその「重要な思考」と思っているものを「棚上げ」しましょう。出てくる思考は大きな案件から、しだいに小さなものに。それらをすっと「棚上げ」します。その案件を追いかけたり、ふくらませないことが大切です。

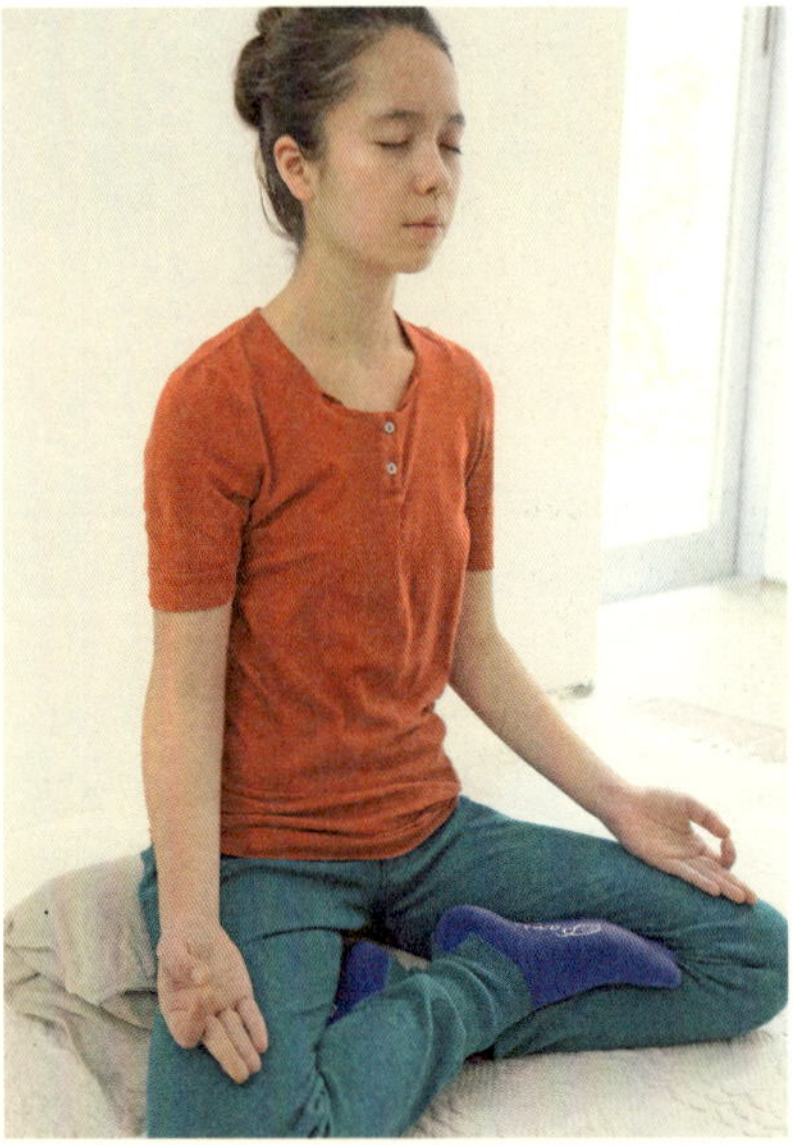

ひたすら、「集中・気づき・棚上げ」を繰り返します。

step

10

瞑想を深める

【境地瞑想《きょうちめいそう》】

これまでのステップが効率よく進めば、瞑想はさらに深く進みます。頭の中が「空《から》っぽ」になり、これほどの静かさはないと思うくらい「しーん」と静かな状態に。果てしなく広がる空間に浮かんでいるような、とても落ち着いた、くつろいだ気持ちに。過去の記憶が見えたり、体のゆがみなどの「自動調整」が始まったり……。瞑想のだいご味を堪能できます。

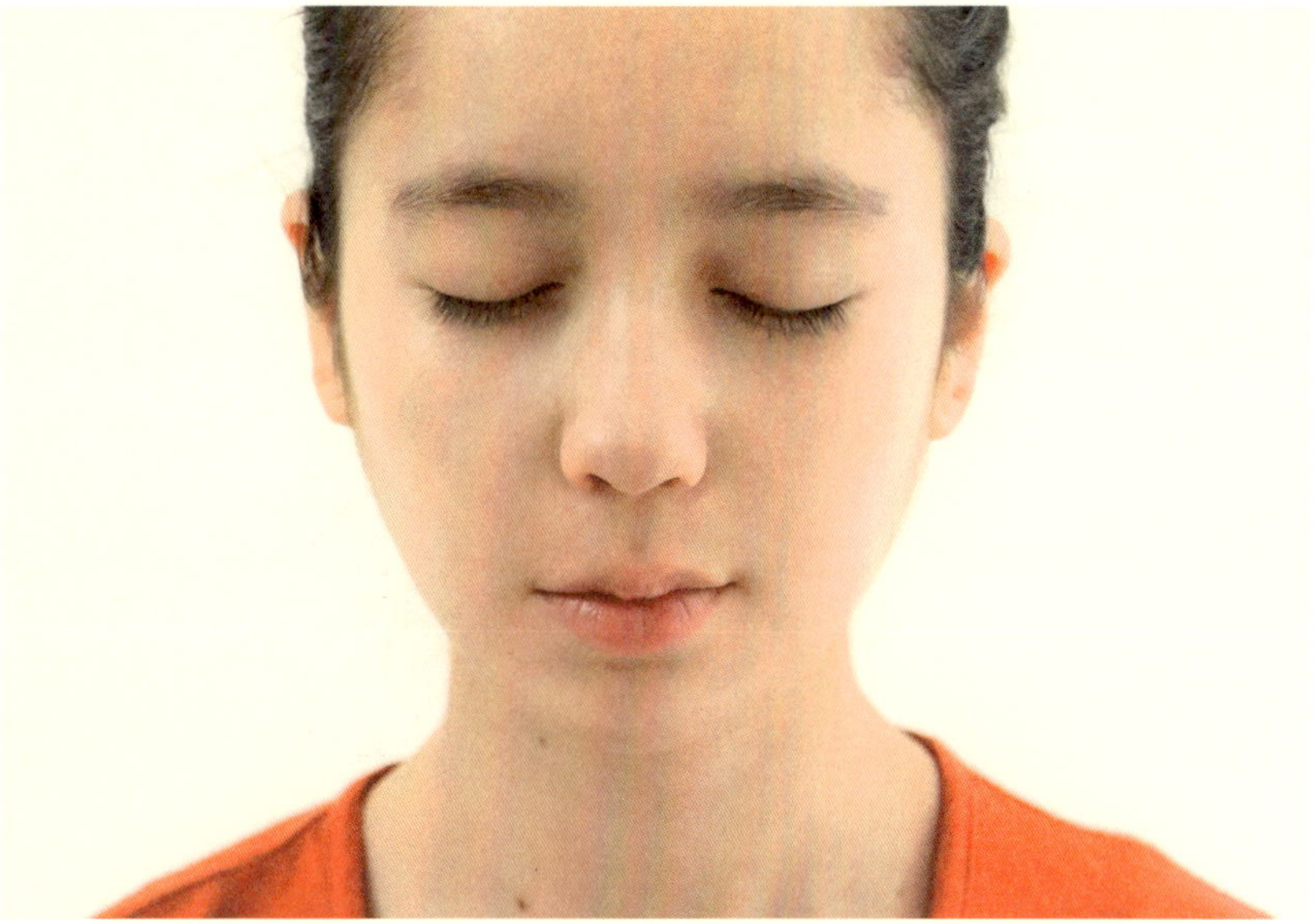

この境地に達したら、もうマントラは不要。額が涼しく感じたり、
今まで体験したことのない不思議な感覚を味わうこともあります。

step

11

瞑想を終える

【終了《しゅうりょう》】

瞑想は、マントラを唱えはじめた時点をスタートの目安にして、長くても15分以内で終了しましょう。自分の感覚で「そろそろ終了しよう」と切り上げます。

step

12

瞑想を解《と》く

【終了《しゅうりょう》前屈《ぜんくつ》】

瞑想を頭の中で終えたら、手のひらを床に着けて、ゆっくりと上体を前に倒します。そのまま、瞑想から抜けるまでしばらく待ちましょう。その間しばらくは、瞑想の余韻を楽しんで。この前屈の時間は、とても充実した、豊かなひとときです。

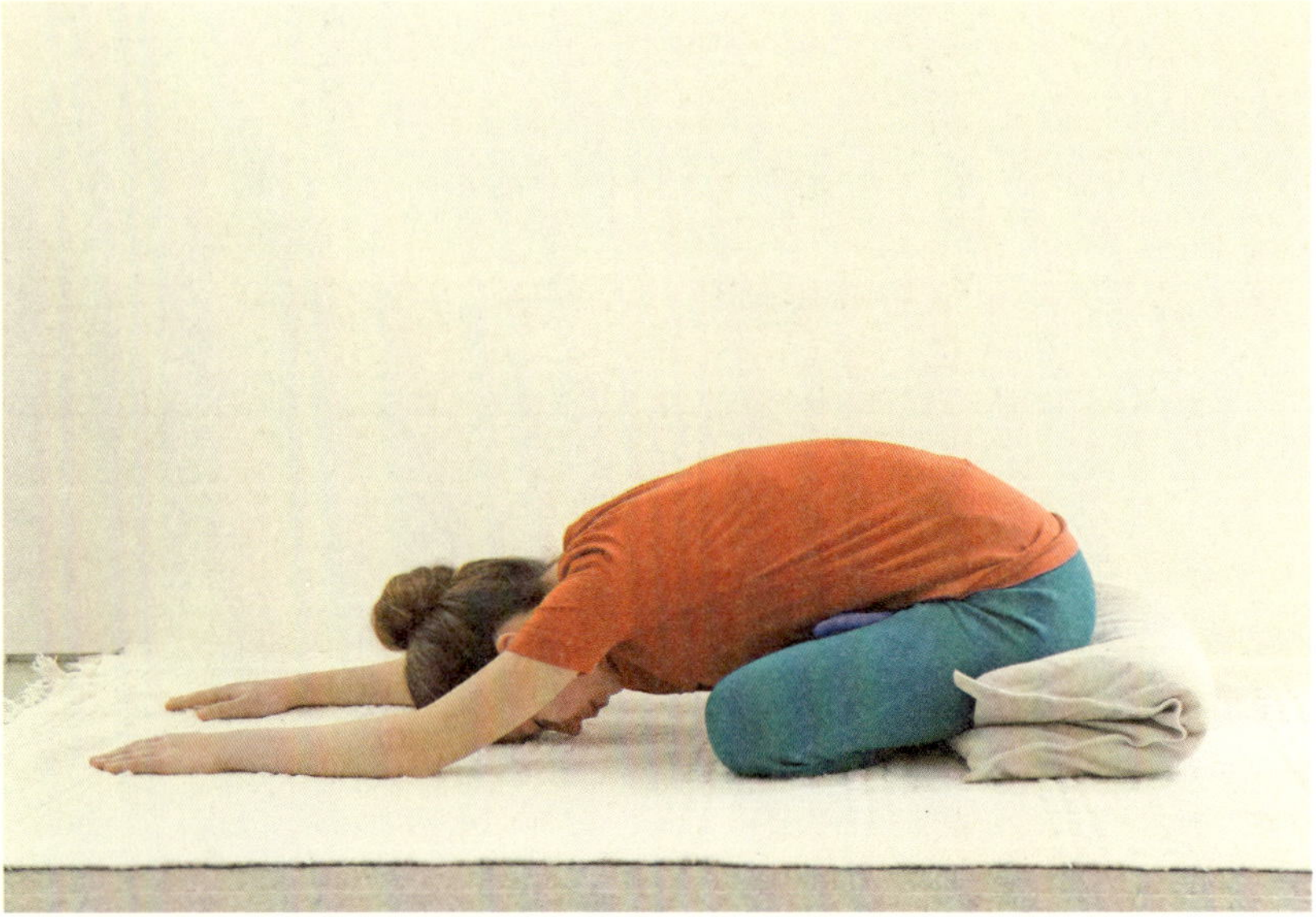

瞑想を解くときは、急がずに、静かにゆっくりと戻ります。そのほうが、次から瞑想が、グンと効率的になるのです。また、ステップ1の開始前屈のときより、体がやわらかく伸びていることにも気づくでしょう。

step

13

リラックスする【終了《しゅうりょう》休息《きゅうそく》】

だんだん瞑想状態から抜けて、通常の状態になってきます。ここまできたら、目をあけて起き上がったり、寝ころんだりしてもＯＫ。両足を伸ばして、ひざのあたりをさすってもいいです。また、このあともう一度瞑想を行うなら、必ず数分の休憩をとることが大切。そのとき、テレビを見たり、メールを打ったりして静かな状態だった心に波風を立てることは避けたほうがベターです。

　庭などの植物がまるではじめて目にするように輝いて見えたり、いつもの光景が新鮮に映ることもあります。頭のリフレッシュがもたらす効果を実感してみましょう。

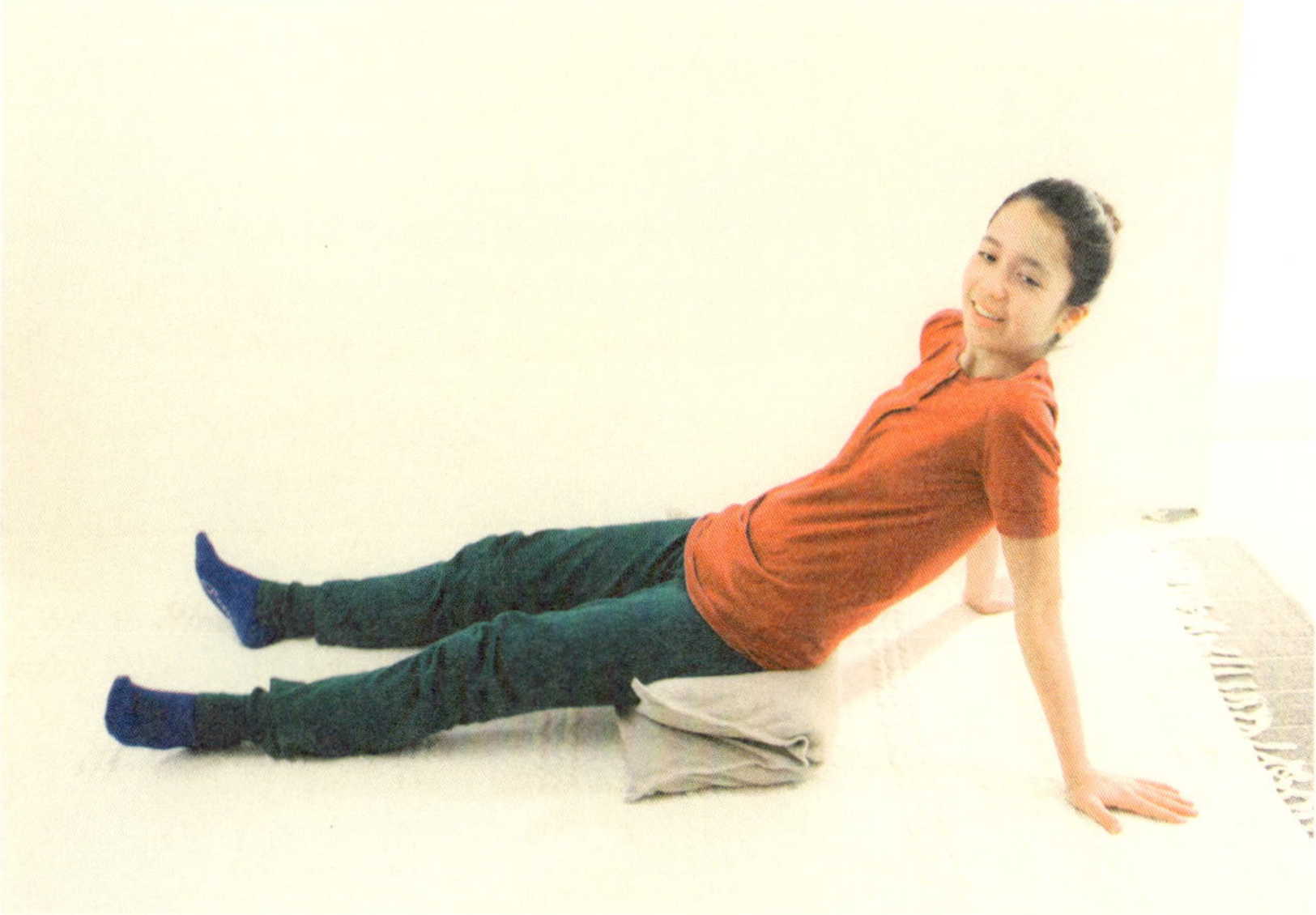

瞑想後、鏡をのぞいてみましょう。まるで温泉からあがったような、とてもリラックスした表情の自分が映っています。

Q.
瞑想が 15分ももちません……

A.
はじめのうちは、「集中・気づき・棚上げ」の３手順を回す精神力をキープするのがむずかしく、15分ももたないというのはよくあること。たった５分でもいいのです。３分でもかまいません。それだけでも、頭はすっきり、気分は爽快になれるはず！　それより、なんとか 15分もたせようと無理にがんばるのは逆効果。次からの瞑想に、いい影響を与えないのです。

Q.
瞑想中、口の中に唾液がたまってしまいます……

A.
瞑想中に唾液がよく分泌されるのは、体の緊張がほぐれて、リラックスの状態にあるから。気にせず飲み込んでかまいません。ほかにも、瞑想中に涙やげっぷが出ることもありますが、こちらも気にしなくて OK。これらは、体が本来必要としていたのに、日常の緊張などで、適切にできなかったこと。瞑想で全身がリラックスしているときに、体は「よい状態」に近づこうとしているのです。

第4章

瞑想ビギナーのための
5つのレッスン

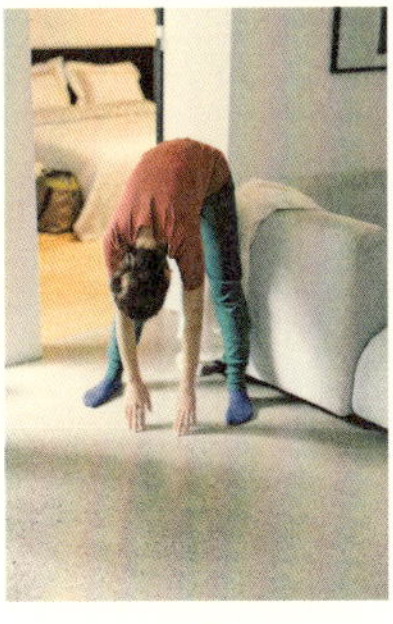

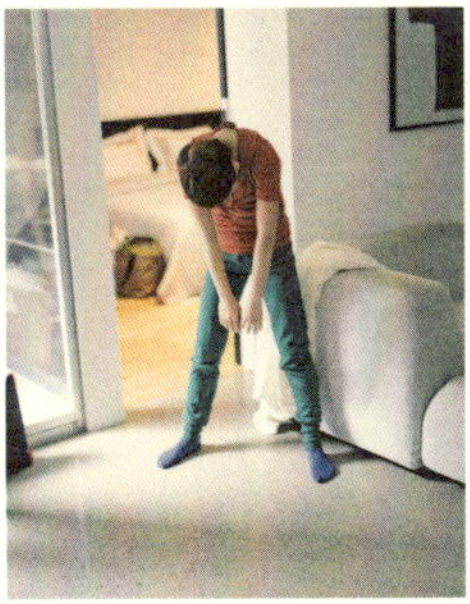

ちゃんと瞑想できてるかな？

はじめはだれでも感じること
まずは、続けてみましょう

　一人で瞑想を行っていると、「このやり方でいいのかな」、「私、これで瞑想できているのかな」……と、自分のやり方が「合っているのか」がだんだん気になってくることがあります。でも、はじめのうちは、だれでもそんな気持ちになるものです。そのような不安があると、心地よい瞑想につながりませんし、なにより楽しくありませんね。

　実は、不安になる原因のほとんどが、瞑想の各作法の「目的」をきちんと理解できていないことによるもの。なぜ前屈をするのか、なぜ腹式呼吸なのか、そもそも、「集中・気づき・棚上げ」ってどんなものだっけ……。

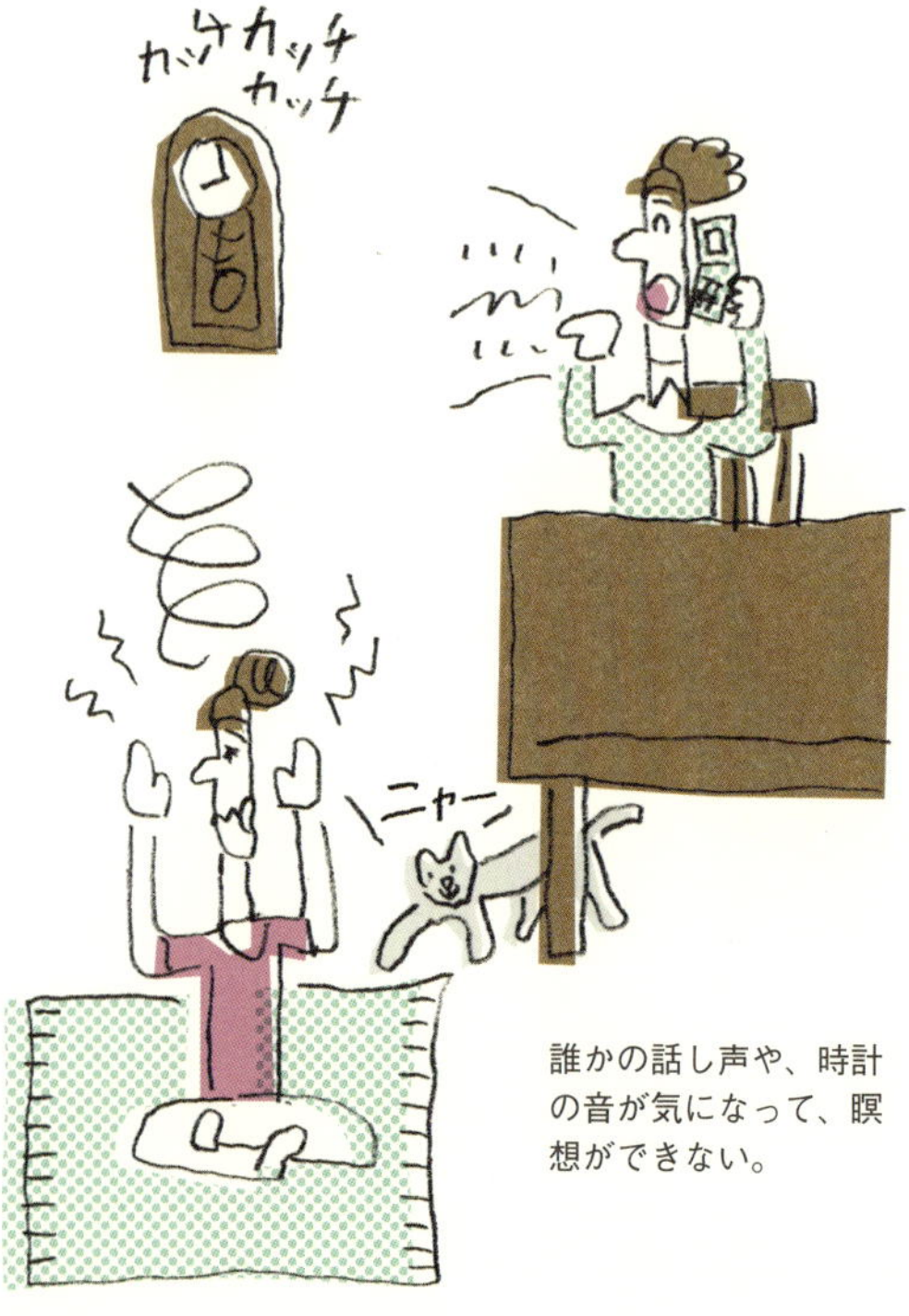

誰かの話し声や、時計の音が気になって、瞑想ができない。

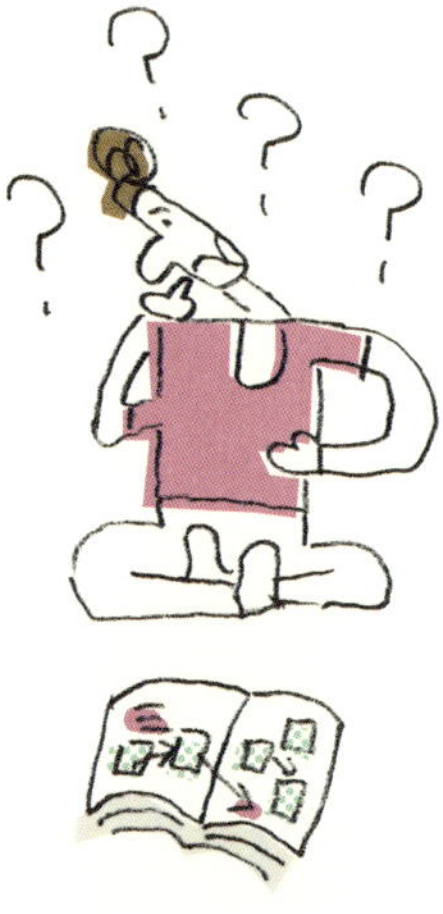
「このやり方で合ってるのかな？」と不安になってしまう。

それぞれ、どうしてこのような動作をするのかがわかっていれば、こころから納得して、自分なりに、工夫しながら行えるようになるのです。

この章では、瞑想の基本となる、「集中・気づき・棚上げ」を、より深く理解するためのレッスン法や、ついつい緊張してしまう体をリラックスさせるポイントを紹介します。もちろん、はじめからすべて理解するのはむずかしいもの。まずは、「合っているか」にはこだわらず、日々、焦らず、続けてみましょう。そして、「成功させたい！」と強く願望しすぎたり、「何か楽しいことが起こるかも」などと、期待しすぎないこと。本来の、「頭の中の整理整頓」があってこそ、さまざまな効果が生まれることをお忘れなく！

瞑想を続けていく過程も楽しめるようになったら、瞑想もみるみる上達するでしょう。

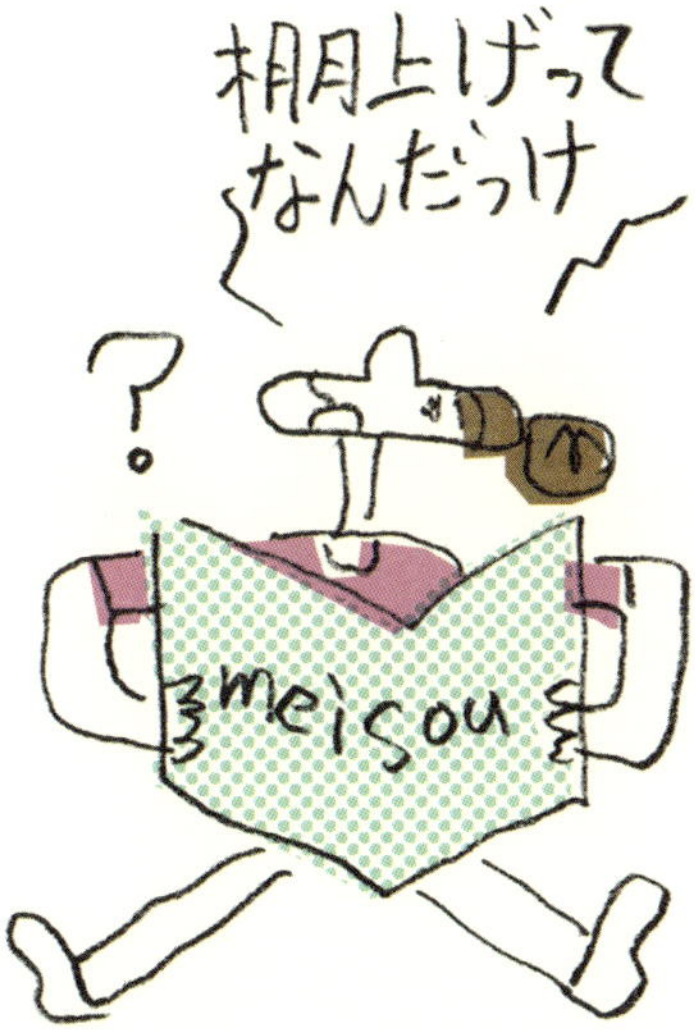

「集中・気づき・棚上げ」はどうやって回すんだっけ？

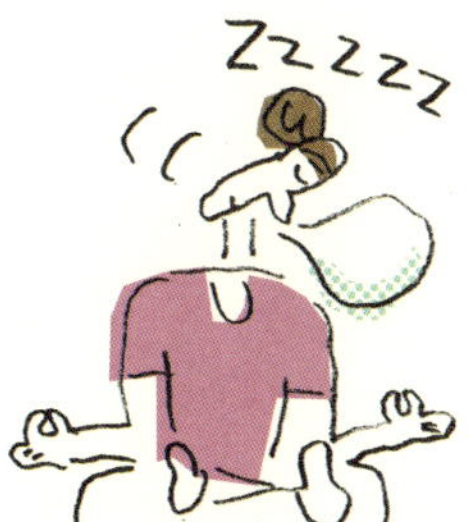

瞑想中に、うっかり寝てしまった……。

レッスン1

「集中」のレッスン

マントラに集中するために自分の思考を認識しよう

ここでいう「集中」とは、「マントラを唱えることに集中する」ことです。さて、はじめてマントラを唱えた人は、「なんの呪文だろう？」「唱えていれば無になれるのかな？」など、半信半疑の気持ちになったのではないでしょうか。また、「オーン、ナーム、スバーハー……」と、一生懸命マントラを唱えていたのに、ついついほかのことを考えてしまって、「あぁ、せっかくマントラを唱えていたのに、ほかのことを考えてしまった……」と焦ってしまった人もいるかもしれません。

これらの疑問が浮かぶのは、マントラを唱える意味をきちんと理解できていないことが原因かもしれません。

まず、マントラは、呪文でもおまじないでもありません。「思考」のひとつです。「今日は何を食べようかな？」「この音楽、いいメロディだな」などの思考と同じです。と言っても、なかなか実感できないかもしれません。そこで、左ページの、〈自分の思考の認識の仕方〉を参考に、マントラも、音を聞いているときや、計算をしているときと、頭の使い方は同じだということを体感してみてください。

マントラも、ひとつの「思考」。ただし、マインドにとってマントラは、考えをふくらませようがない、退屈な思考です。でも、これがマントラのすぐれている点！　退屈な思考だからこそ、マインドが「そんな退屈なマントラより、こっちの案件を考えましょう」と未整理の思考を運んできてくれるのです。このしくみが分かれば、「集中」も効率よくできるはずです。

自分の思考の認識の仕方

step1　音に集中する

いま、どんな音が聞こえてくるか、目を閉じて、じっと聞いてみましょう。車が走る音、電話の音……などいろいろな音が聞こえてきたと思います。実はこの音も、思考です。マインドが、外部からの音の刺激を受けて、「これは足音だな、車が走る音だな」などと考えているわけです。

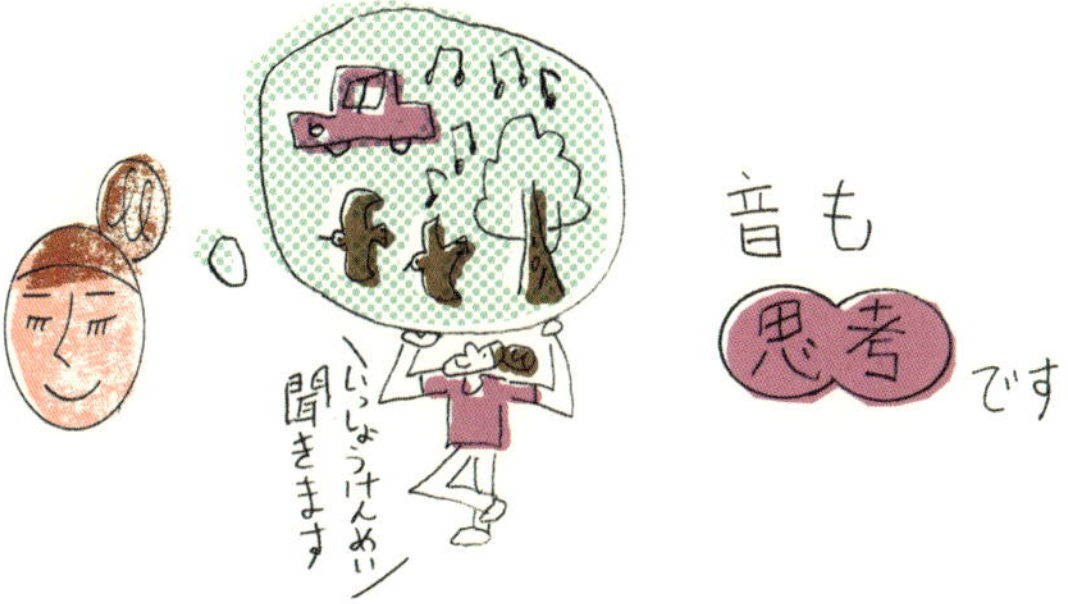

step2　計算に集中する

つぎに単純な計算をしてみましょう。例えば 105から、ひたすら7を引いていく計算をしてみます。「105-7=98、98-7＝91、91-7＝84……」という具合です。すると、自然と頭の中は、計算でいっぱいになります。この計算も思考です。マインドが、一生懸命計算をしようと働いているのです。

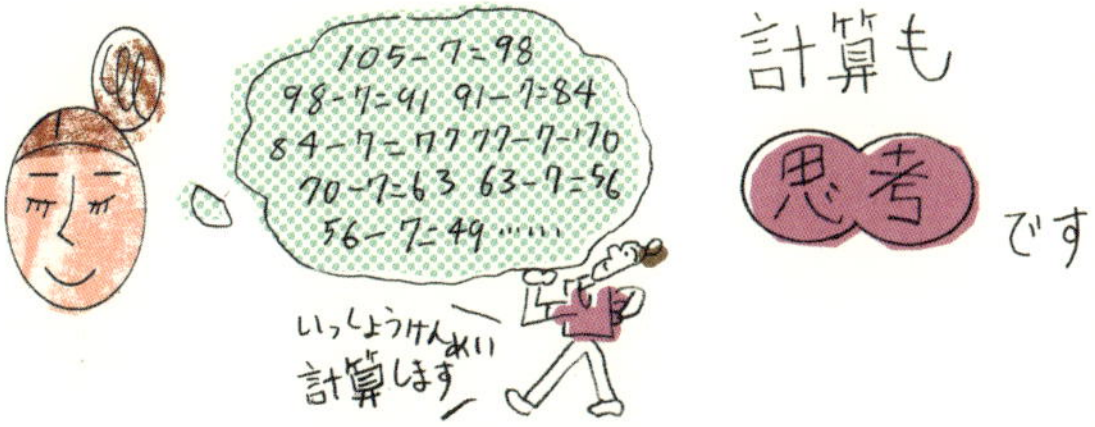

step3　マントラに集中する

今度は、マントラを唱えてみましょう。音に集中している時や、計算に集中している時に、そのことだけで頭がいっぱいになったのと同じで、「オーン、ナーム、スバーハー…」でいっぱいになったと思います。つまり、マントラも、音や計算と同じ「思考」のひとつなのです。

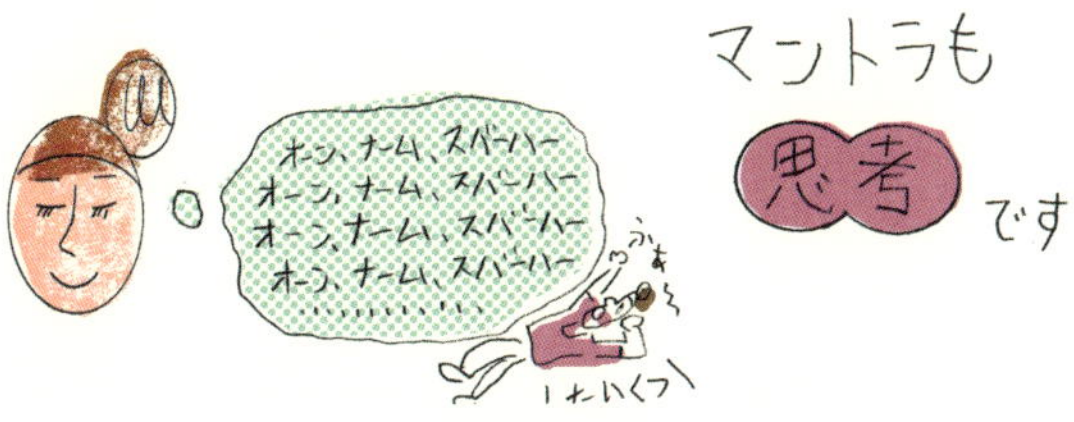

レッスン2

「気づき」のレッスン

思考を客観的に眺めてみよう

「気づき」は、瞑想中に「自分が今、考えていること」を認識する作業です。でも、この「出てきた思考」を、ついつい追いかけていませんか？　たとえば、マントラに集中しているうちに、「明日、プレゼン」という考えが浮かんできたとたん、「どうしよう、プレゼンの用意がまだ完全じゃなかった！」、「明日、何を着て行こう」という具合に。でも、それではいつまでたっても、次なる「棚上げ」ができません。自分の思考に気づいたら、雲を眺めるように、客観的に眺めましょう。そして、「そうか、私は今、プレゼンのことを考えているな」とクールに離れて受け流すことが大切です。「考える機能」であるマインドを、働かせないことが大事です。

決して「思考」を追いかけてはいけません。たちまち、その思考から離れられなくなります。

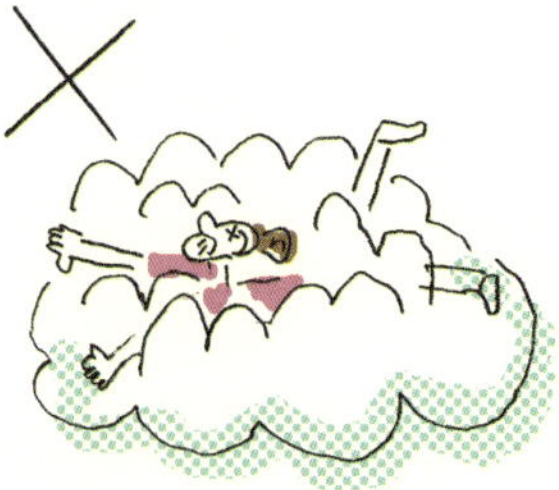

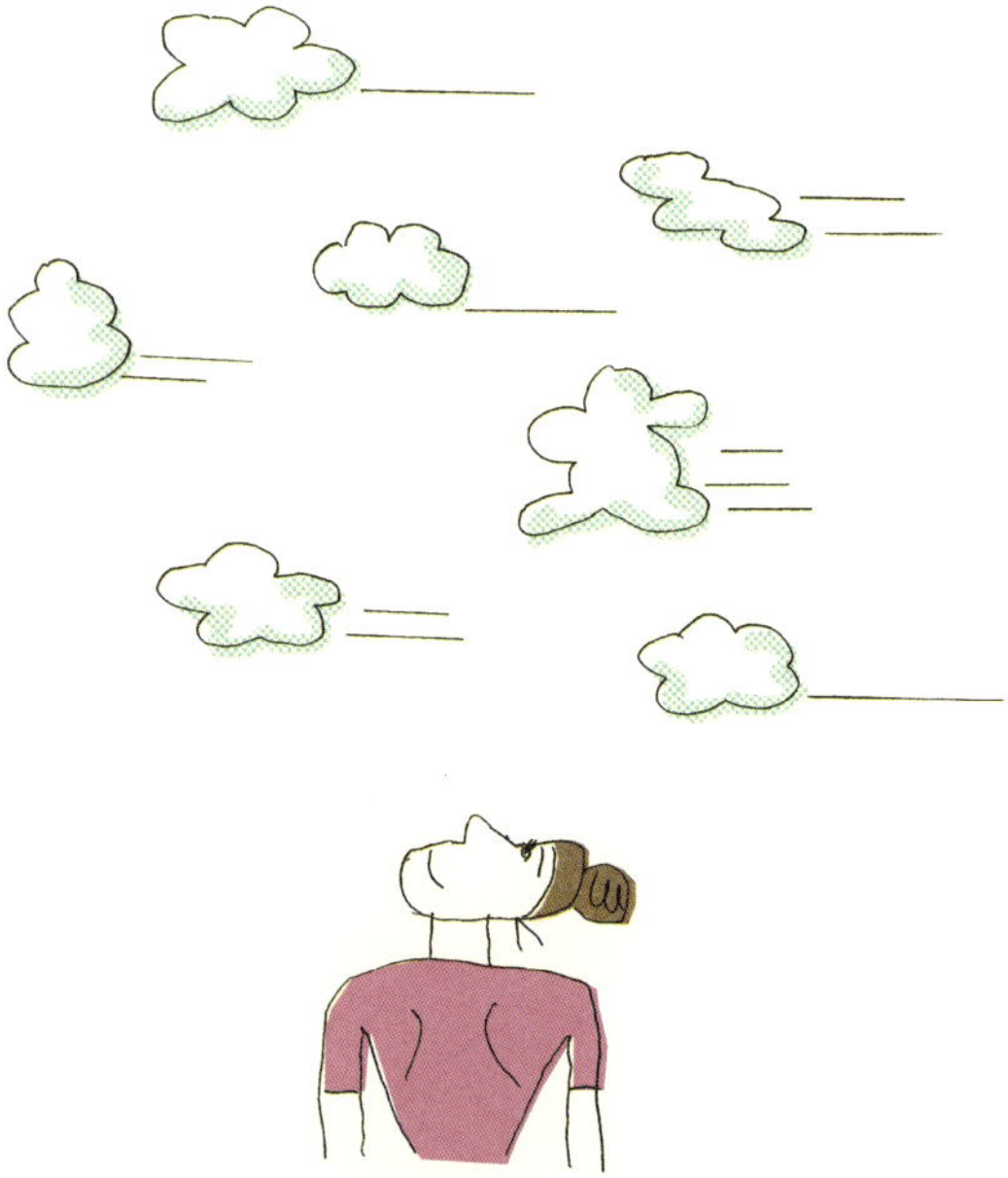

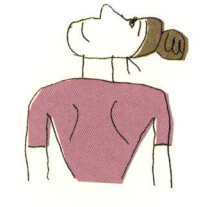

「思考」は雲を眺めるように眺めることが大切。「いろんな雲の形があるな」と気づくように、どんな「思考」か気づくはず。

レッスン3

「棚上げ」のレッスン

手ごわい思考の攻略法を知る

棚上げが難航する思考もあります。「明日は、朝一番に○○さんに電話をしなくちゃ」といった事務的なことや、「明日は○○君の誕生日だ！」といった楽しいことは、「じゃ、あとで考えよう」とすっと棚上げできるものです。でも、一度棚上げしても、またその思考にとらわれたり、どうがんばってもなかなか手放せないような、手ごわい思考もあるのです。それは、心配や後悔、怒りや嫉妬といったネガティブな思考の数々。棚上げしようとしても手が引けなかったり、どんどんふくらみやすい、ちょっとやっかいな思考なのです。

日常でも、心配が止まらなくなったり、怒りがおさえられなくなったりすることがあります。気分は落ち込み、苦しく、表情まで暗くなってしまいますね。

瞑想ビギナーは、この思考につかまってしまうと、瞑想のスピードがグンと落ち、なかなか瞑想が進みません。そこで、このような手ごわい思考を、棚上げしやすくする工夫を身につけましょう。これを使えば、マインドがいつまでもくよくよと後悔したり、同じことを繰り返しぐちぐちと考えることができなくなるのです。こうなれば、瞑想ビギナーを卒業です。日常でも使えるので、「あっ、ネガティブから抜けなくなりそうだな」というときに、ぜひ活用してみてください。

*

これから紹介する手ごわい思考は4つ。

①心配 ②後悔 ③怒り ④嫉妬

それでは攻略法に進みましょう。

手ごわい思考①

心配

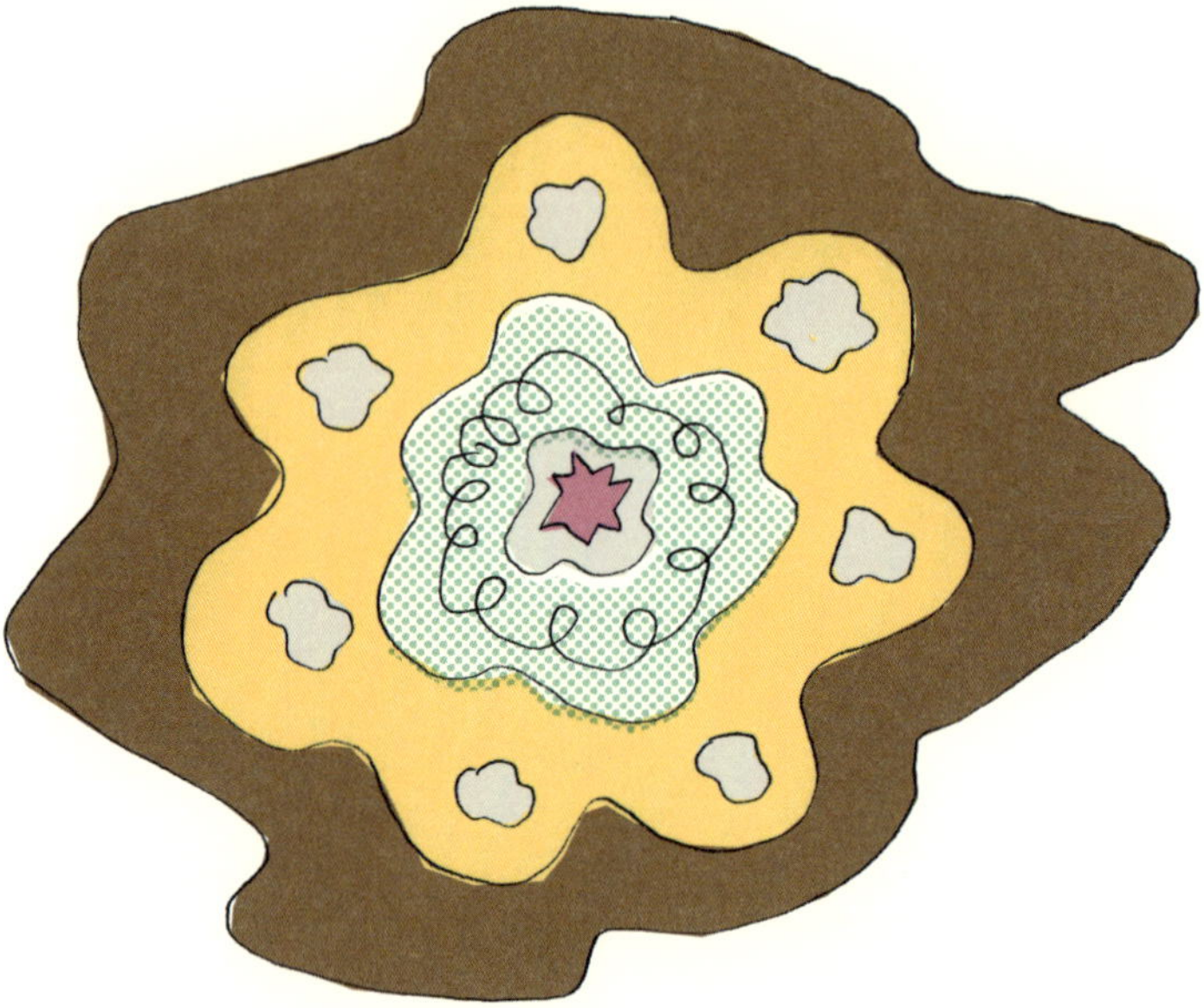

考える「時期」をはっきり示します

「先月受けた試験、落ちたらどうしよう」……。「〜になったらどうしよう」というのが、心配の思考です。この「心配の思考」に対して、「あとで考えよう」と棚上げしようとしても、再び考えてしまうもの。そんなときは、「そのときになったら考えよう」と「考える時期」を明確にします。すると、マインドは、「じゃあ、今は考えなくていいのね。でも、いつ？」と論点が時期の問題に変わりますから、思考を手放しやすくなります。そのあとで、「瞑想が終わったら考えよう」と棚上げします。それでもまだ心配がもどってくるようなら……。「なるようになる」と考えます。これは、「どうなるんだろう？」という心配の思考を止める究極のフレーズ！　さすがのマインドも思考を進めることができず、棚上げできるでしょう。

手ごわい思考②

後悔

反省して、すっきり完結させましょう

もう変えることのできない過去の一点を悔やみ、いつまでも執着している状態が後悔です。瞑想中、この思考に気づいたら、ビギナーのうちは瞑想を中断して、後悔の内容を紙に書き出してみましょう。「あの人に、あんなことを言わなければよかった……」。これは過去を変えようと考えていますが、それは無理な話です。そこで、言葉を書き換えてみます。「あの人に、あんなことを言ったから悪かった」と認め、後悔を「反省」に切り替えます。すると、その「反省」から、「今度からはこうしよう」、「もう忘れよう」といった現在の発想が生まれます。「～すればよかった」、「あのとき、こうしていれば……」という後悔の堂々めぐりからは、この方法で脱出。前向きな気持ちになれるのです。

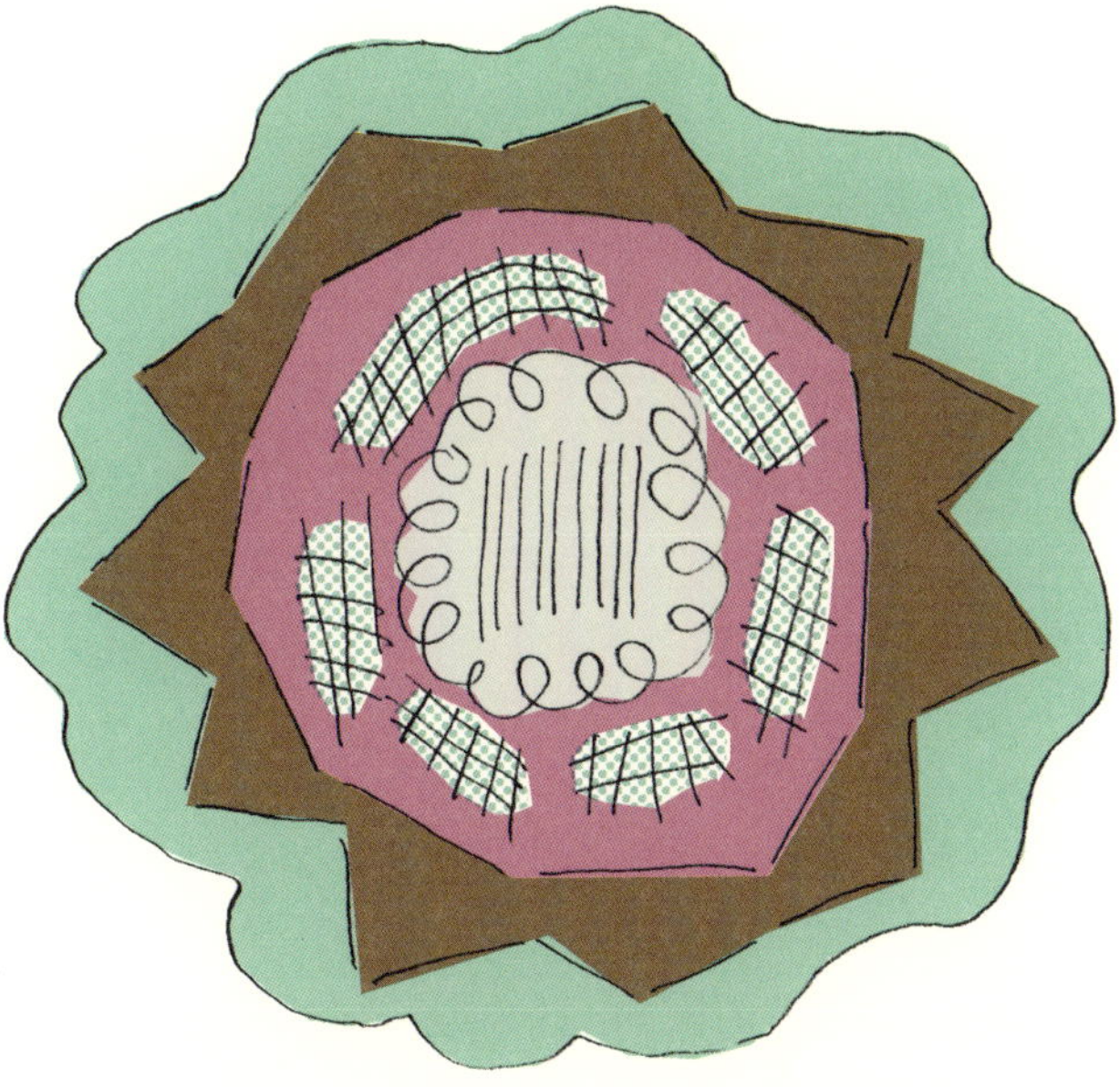

手ごわい思考③

怒り

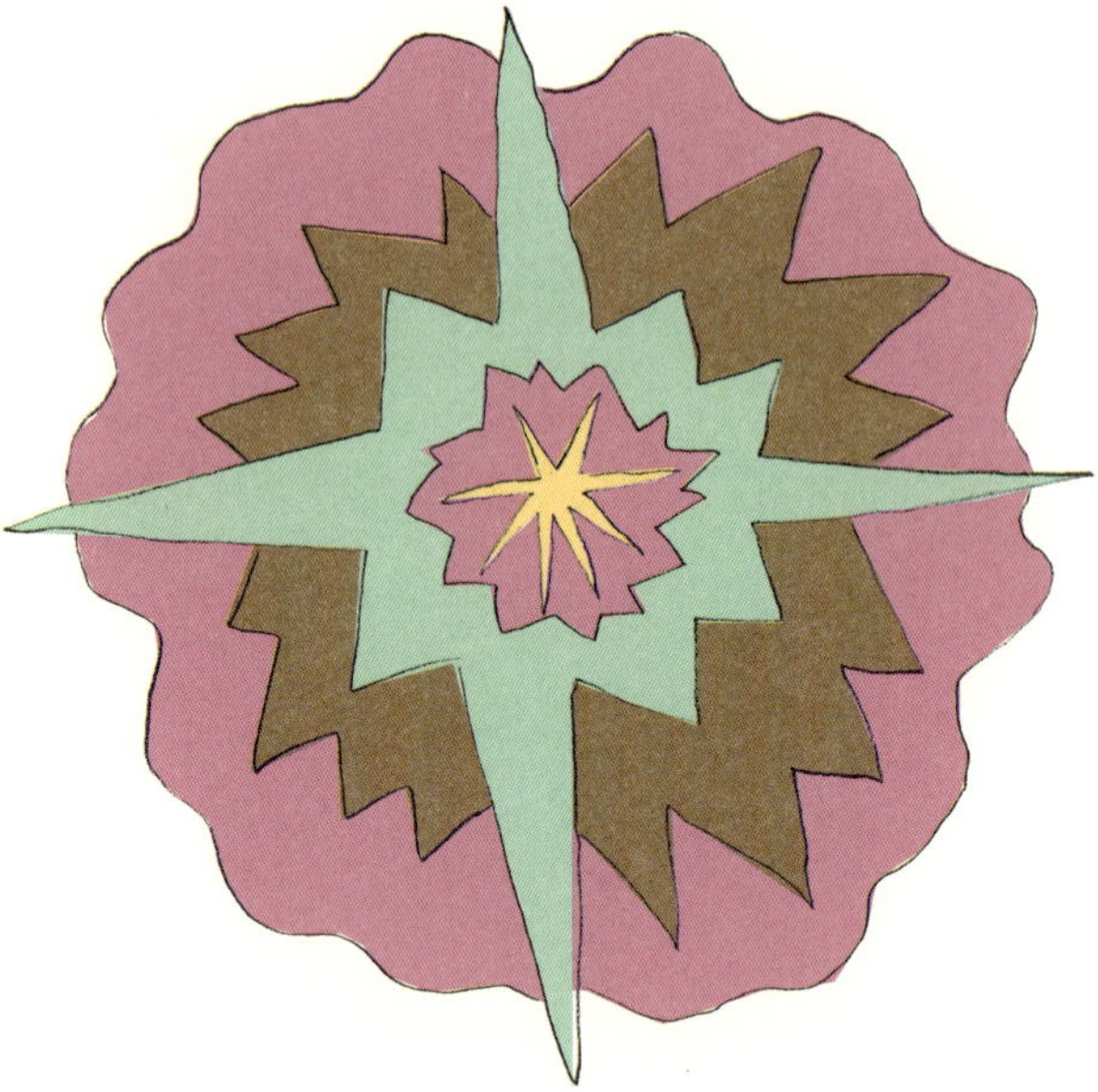

視点をずらすと、相手の状況も見えてくる

瞑想中、「今日のあの人の態度、許せないな」と、怒りがムラムラとこみあげてきたら、瞑想は中断。まずは、この「怒り」の感情に対応します。いったん生まれた怒りのエネルギーは、押さえ込むのではなく、安全に発散させ解消するのが先決です。体を動かしたり、歌を歌ったり……。たまっているエネルギーをまず消費しましょう。

気持ちが落ち着いたら、次は怒りのエネルギーを発生させた原因を冷静に見てみます。怒りは、「自分側の視点」で物ごとを理解し相手の性格や考え方などを変更ようとして生じるもの。俯瞰的《ふかんてき》に眺めると、相手の状況も理解しやすくなります。「なるほど。あの状況なら、あの人もああするしかなかっただろう」という具合になれば、大丈夫。「かわいそうな人だ、あわれな人だな」などと、憐憫《れんびん》心すら持って棚上げできるでしょう。

手ごわい思考④

嫉妬

都合のいい「欲」を上手に切り離そう

嫉妬は、自分の「欲」がまねくやっかいな感情。才能やお金、容姿……。他人のいいところだけをほしがってしまうこと。

瞑想中も、「嫉妬」の思考が出てくると、「わたしもああなりたいな」「どうせわたしは……」とついつい考えて、なかなか「棚上げ」ができません。そんな時は、「あの人と、肉体も家族も、仕事も、過去の記憶も……人生をまるごと取り替えてみる？」と自分に問いかけてみましょう。たいていは「うーん、そこまではいいかな」と思います。自分が持っている大切なものも見えてきます。すると、他人の「いい部分」だけに執着していたことがわかり、「全部取り替えるより、やっぱり今の自分のままがいい。自分が好きだ」と納得。うらやましさが、すーっと引いていくはずです。

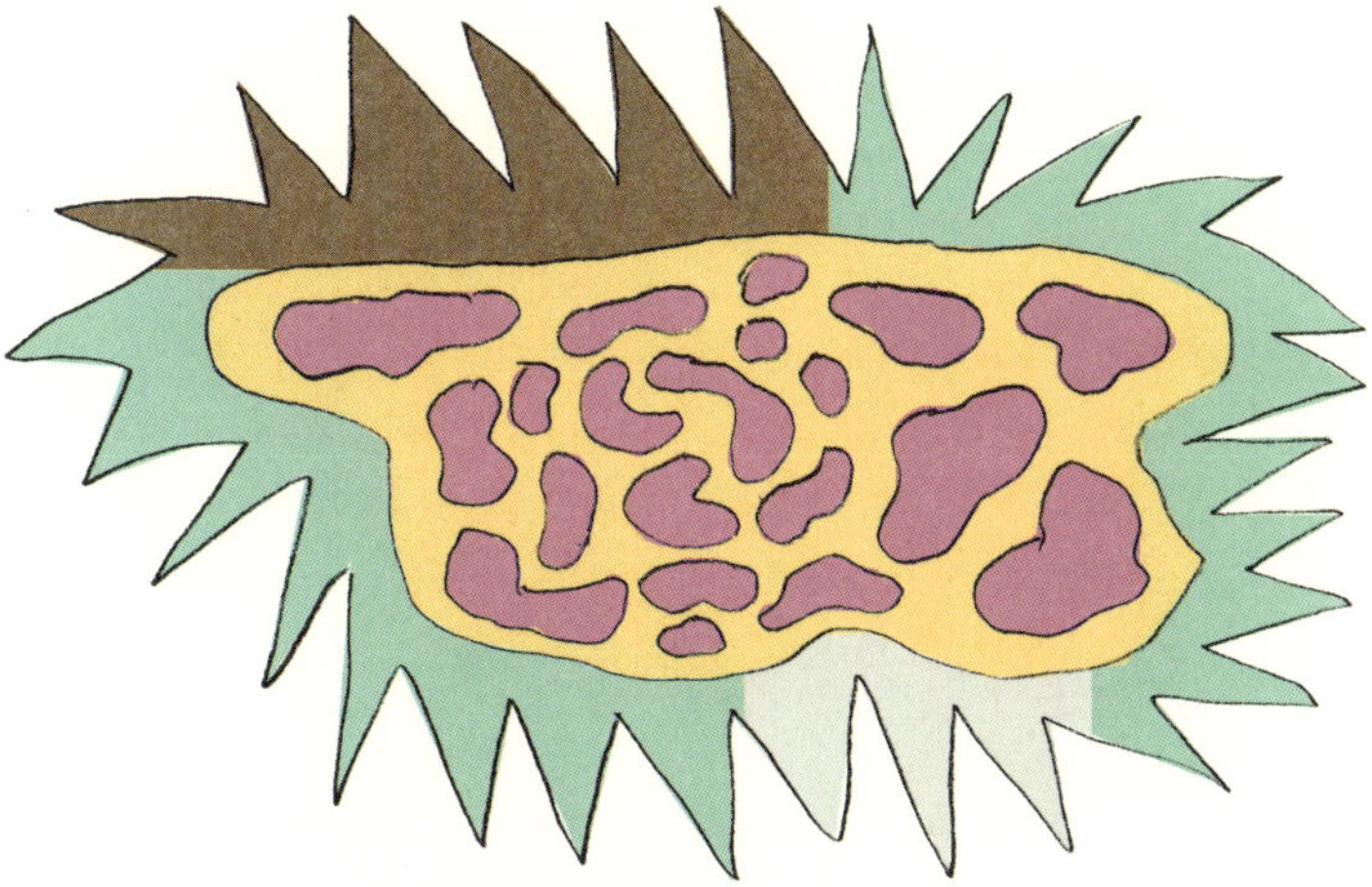

レッスン4

呼吸のレッスン

体を鎮め、緊張もほぐす、大切な「呼吸」

「呼吸」も瞑想中の大事なポイントです。

私たちは、頭をフル回転させて活動しているときは、呼吸が浅くなっています。頭が緊張しているので、ついつい吸ったまま、浅くしか吐いていません。深く吐くことを忘れているのです。ためしに、いま、大きく息を吸って、さらに大きくふうーっと息を吐ききってみてください。どうですか？　体も、ふうーっとくつろぐような気がしませんか？

ふだん何気なく行っている呼吸ですが、想像以上に、頭にも体にも関係しています。呼吸が浅くなっていては、瞑想は上達しません。体の緊張をほぐし、瞑想をよりスムーズに行うための、「呼吸法」をマスターしましょう。

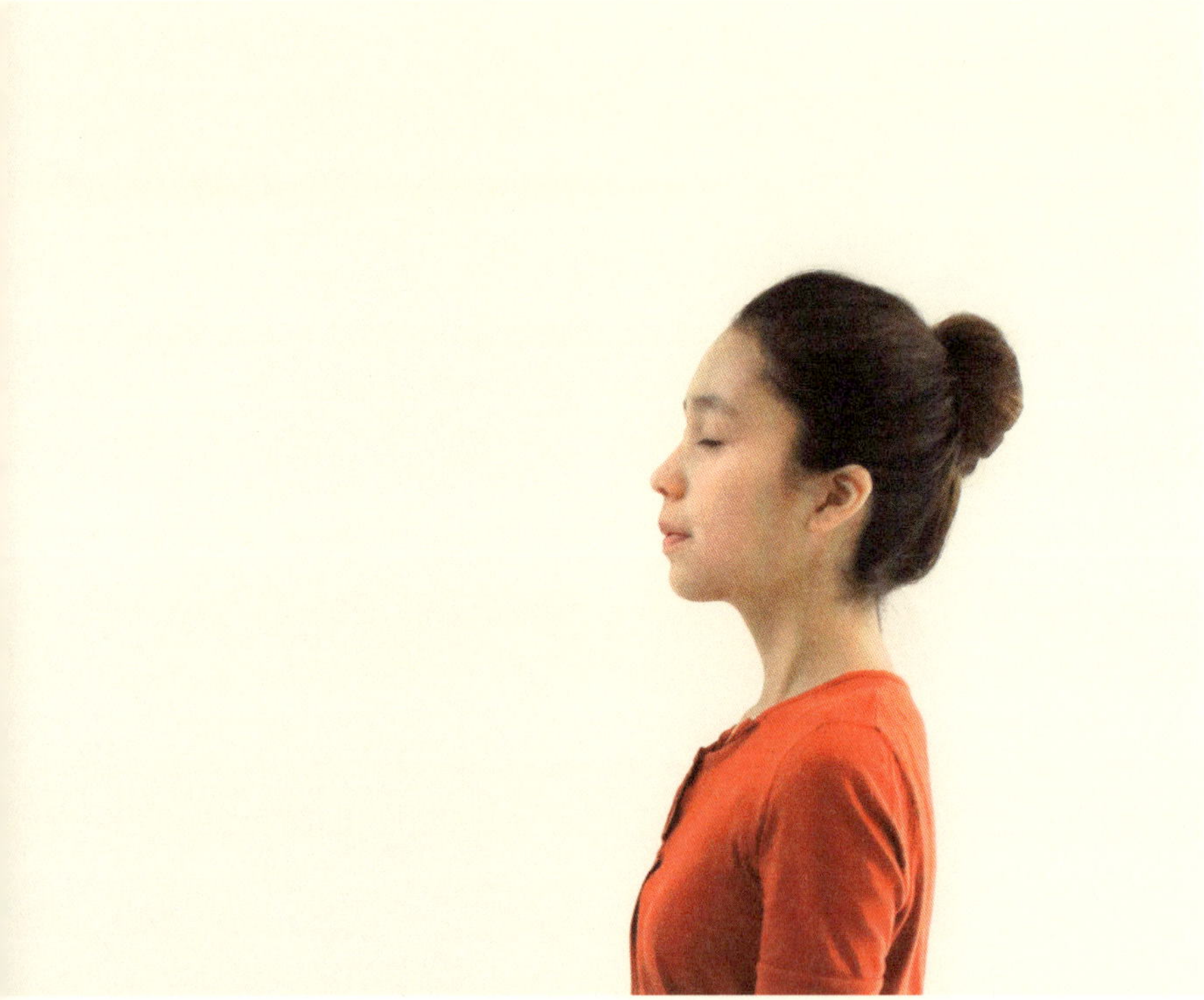

頭を休ませる腹式呼吸

瞑想中は、骨や筋肉をほとんど動かさないことが大切。なぜなら、「動く」ことは、「はい、右の手首動かして！」と、頭が筋肉に指令を出す仕事をしているということ。頭に「余計な仕事」を増やしてしまい、静かになりにくいのです。頭からの指令を受けて動く手足などの筋肉（随意筋《ずいいきん》）は極力動かさないことです。

それを可能にするのが、静かにお腹で息を吸って吐く呼吸、つまり、横隔膜《おうかくまく》を使う「腹式呼吸」です。胸式呼吸では、胸の骨や肩が大きく動きますが、腹式呼吸ならお腹が出たり引っ込んだりするだけで、骨につながっているどこの随意筋も動かさずおだやかな呼吸が行えます。おへその下にある丹田を中心に行う丹田呼吸も同様。次ページから詳しく紹介します。

また、腹式呼吸、丹田呼吸の練習は、横になって行います。ふだん、わたしたちは胸式呼吸をしているので、お腹や丹田を意識した呼吸をしにくい状態にあります。横になって行うと、お腹や丹田をしっかり意識して行うことができます。

呼吸法①

腹式呼吸の練習

①まずは胸式呼吸を行う

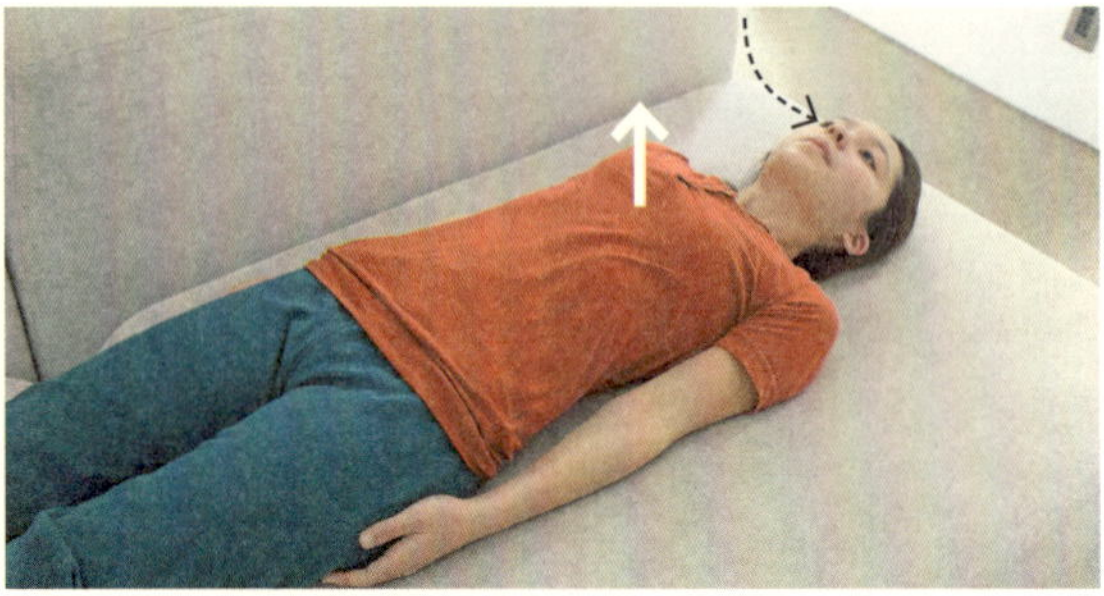

胸式呼吸は、肋骨を開閉して行う呼吸。まず、めいっぱい鼻から空気を吸います。

②息を吐ききる

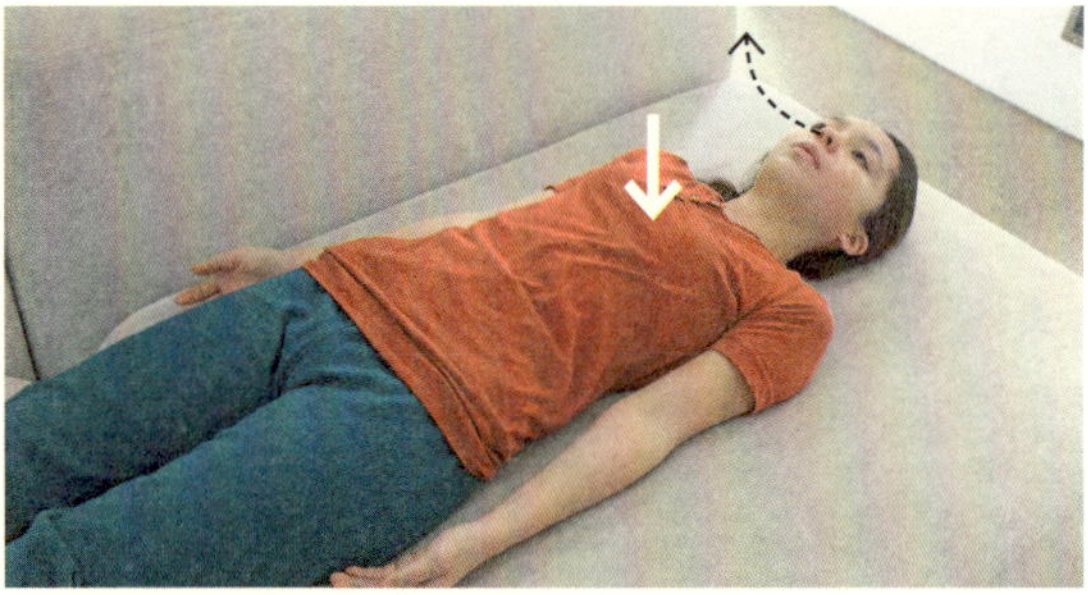

つぎに胸を閉じて全部の息を鼻から吐ききります。

③肋骨をおさえて腹式呼吸に移ります

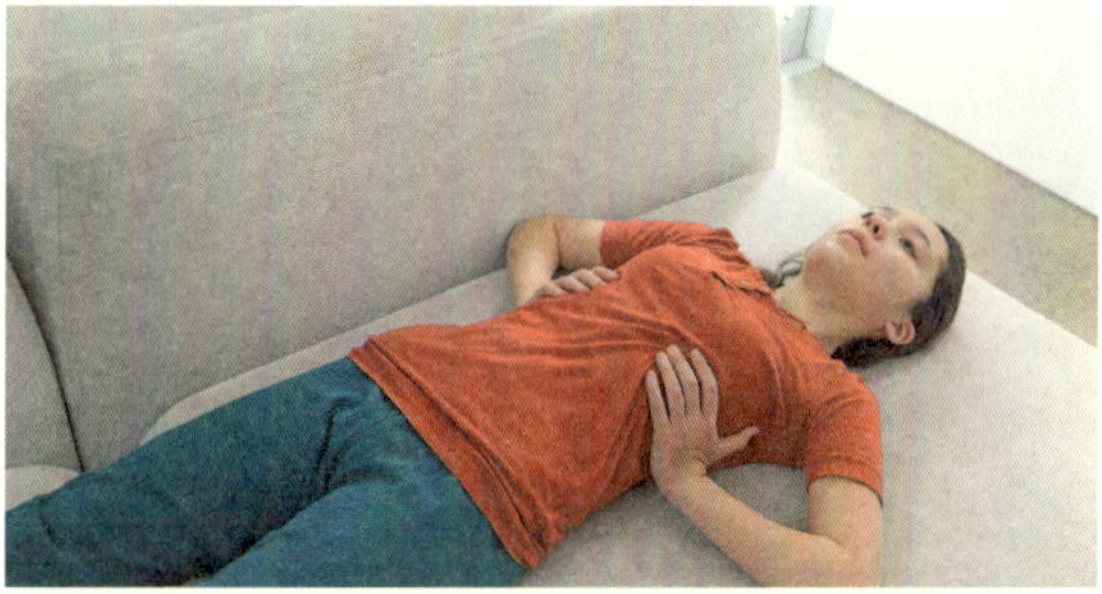

②で息を吐ききったところで、そのまま少しキープ。このとき、肋骨に両手を押しあてて動かないように固定します。さらに、このままの状態をもう少しキープ。この状態で、次の腹式呼吸に移ります。

④空気はお腹にしか入らない

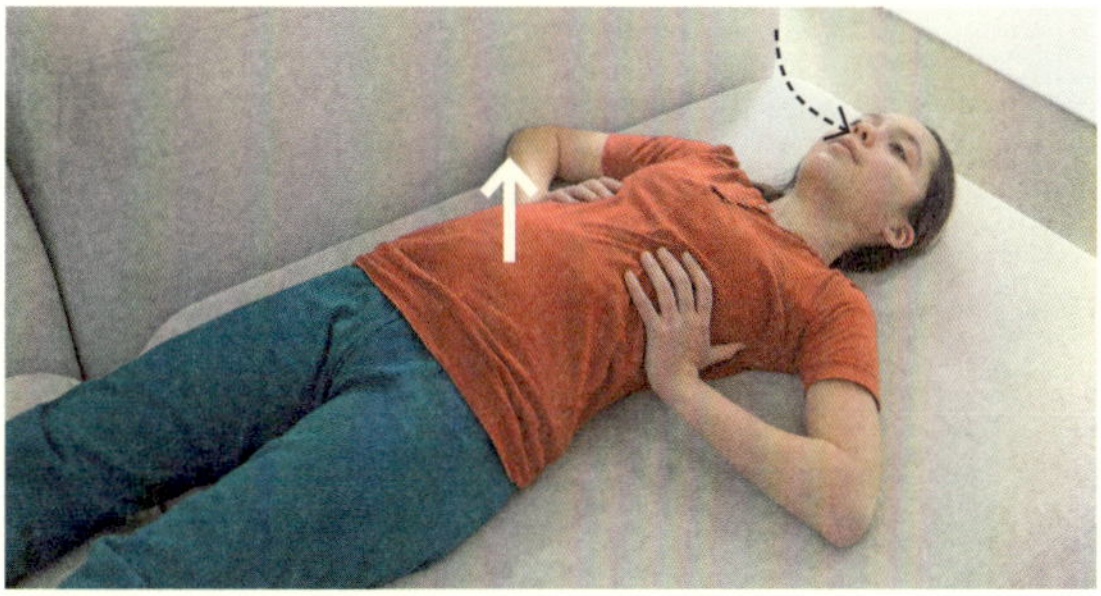

息を止めて苦しくなってから、鼻から息を吸います。すると、自然にお腹だけがふくらみます。つまり「腹式呼吸」に切り替えられます。肋骨を手でしっかりおさえているので、胸は開かず、お腹だけがぐーっとふくらむはず。そうなれば、肋骨を動かすことなく、腹式呼吸ができている証拠です。

呼吸法②

丹田呼吸の練習

①お腹にためた空気を出しきります

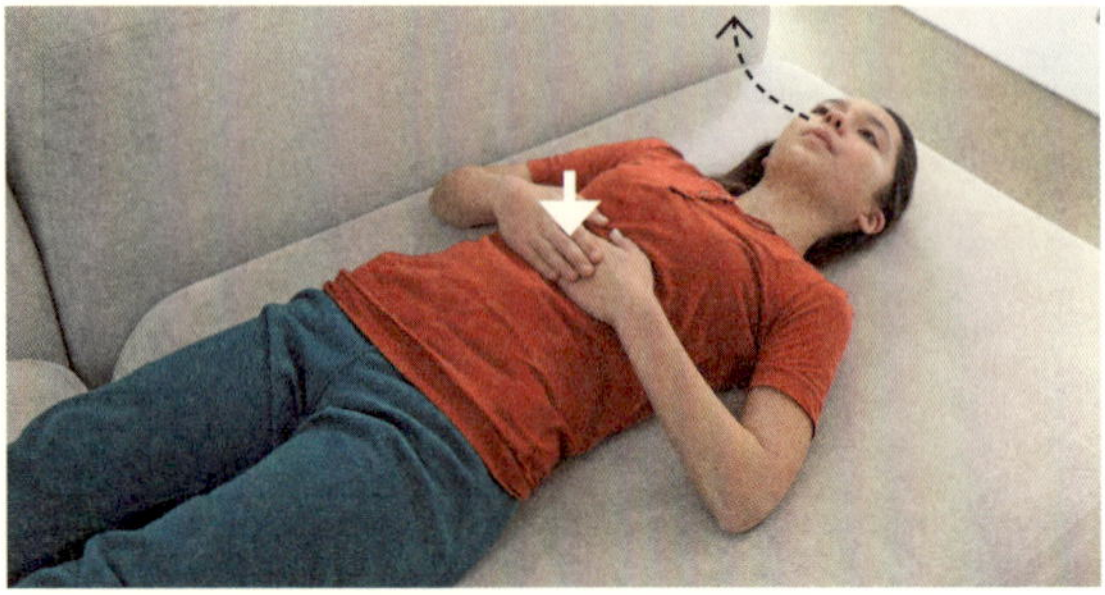

次に、丹田呼吸に挑戦してみましょう。丹田とは、おへそより下の腹部(下腹部)。腹式呼吸よりさらに深い、上級版の呼吸法です。まず、腹部の上部(みぞおちからおへそまでの部分) を手のひらでおさえて、息を鼻からゆっくり吐き切ります。吸うときに腹部の上部を動かさないようにする準備です。

②腹部の上半分と下半分を分ける

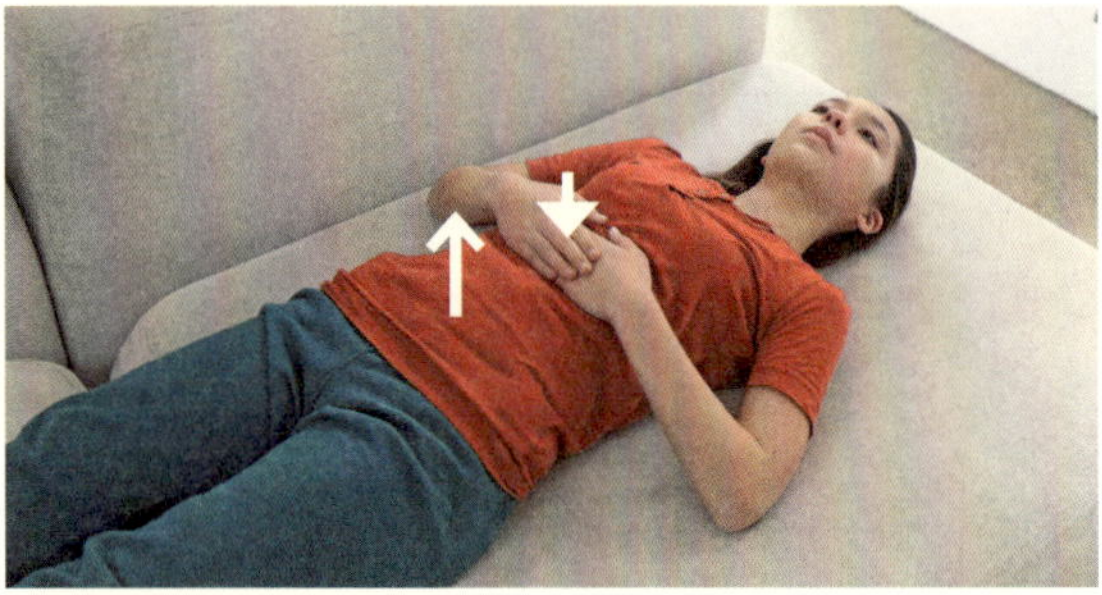

息を吐き切ったら、苦しくなるまでちょっぴりがまん。そこから、腹式呼吸で息を吸い入れます。手でおさえているので、腹部の上部は動かず、下腹部である丹田部分だけに呼吸が入ります。この感覚を覚えて！　お腹全体を使う腹式呼吸ではなく、お腹の下半分、つまり丹田だけで呼吸を行うのです。

③腹式→丹田呼吸に挑戦

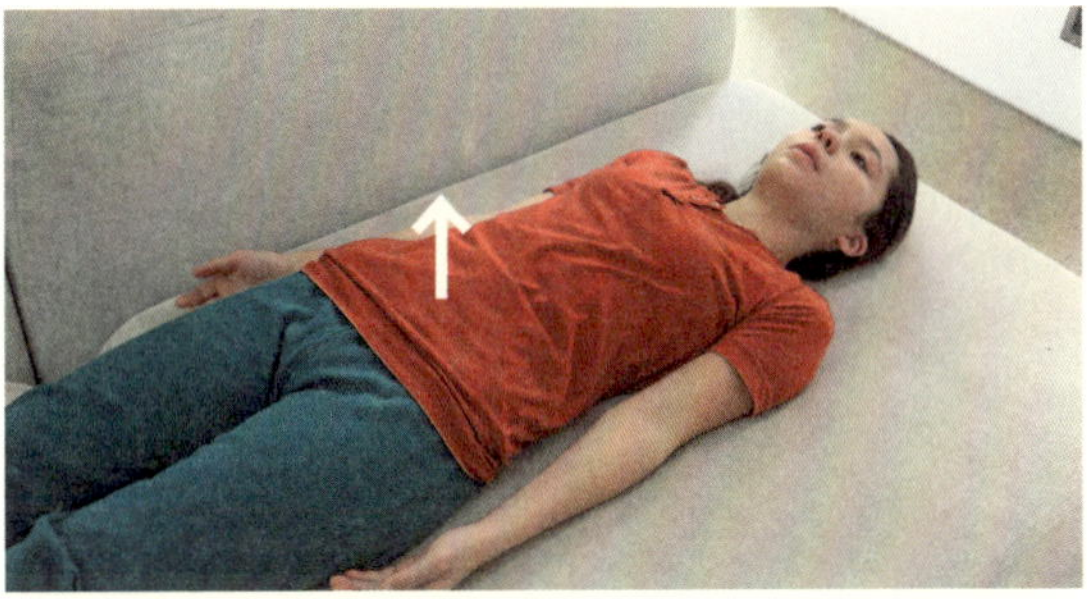

慣れないうちは、手のひらを腹部の上部にあてて呼吸を行いましょう。感覚がつかめてきたら手を外し、代わりに自分の腹筋を使ってそこをおさえたまま呼吸します。丹田呼吸は、お腹が動く範囲がより少ないので、さらに瞑想に適した呼吸法なのです。

ふだんから、呼吸の練習をしてみましょう

家でテレビを見ながら、通勤の電車内で……。呼吸法は、いつでも、どこでも練習できます。慣れてくると、自然に切り替えることができるようになるもの。ふだんから意識して練習しておくと、瞑想がよりスムーズに、楽しく行えるようになります。また、練習とはいえ、よい呼吸をしていると、すぐに気分もよくなります。

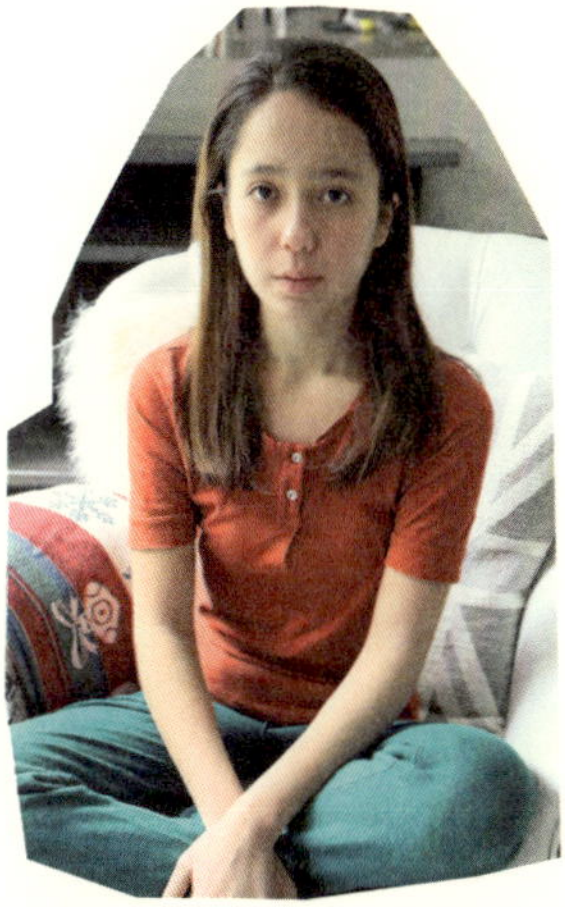

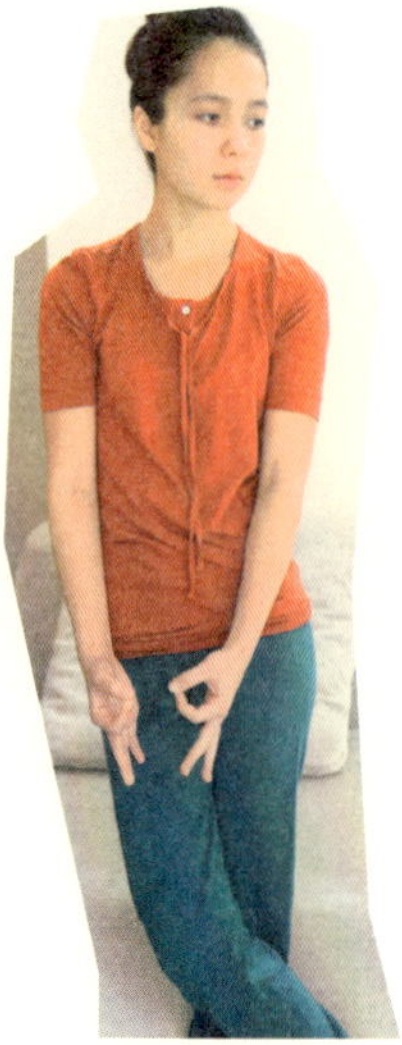

レッスン5

準備体操でリラックス！

瞑想前の、簡単な準備運動です

瞑想を行う前には、体の緊張をほぐす準備体操を行うのが理想的です。「さあ、瞑想をするぞ！」といきなり座っても、はじめは、体とこころの切り替えが、なかなかうまくいかないものです。準備体操を行うことで、心身ともに、スムーズに「瞑想モード」に入りやすくなります。

　ご紹介するのは簡単なストレッチのような運動。リラックス感のある運動で、体を動かし、頭から足の先まで血をめぐらせ、体を気持ちよく伸ばしましょう。体操後は、血行がよくなって背骨もまっすぐ。これから瞑想にのぞむのに、最適なコンディションに整うのです。

前屈体操でリラックス！

前屈のポーズは、緊張でこわばった首をほぐし、頭までスムーズに血がめぐるよう促します。自分が行える範囲で、気持ちいいと感じる程度がちょうどいい！

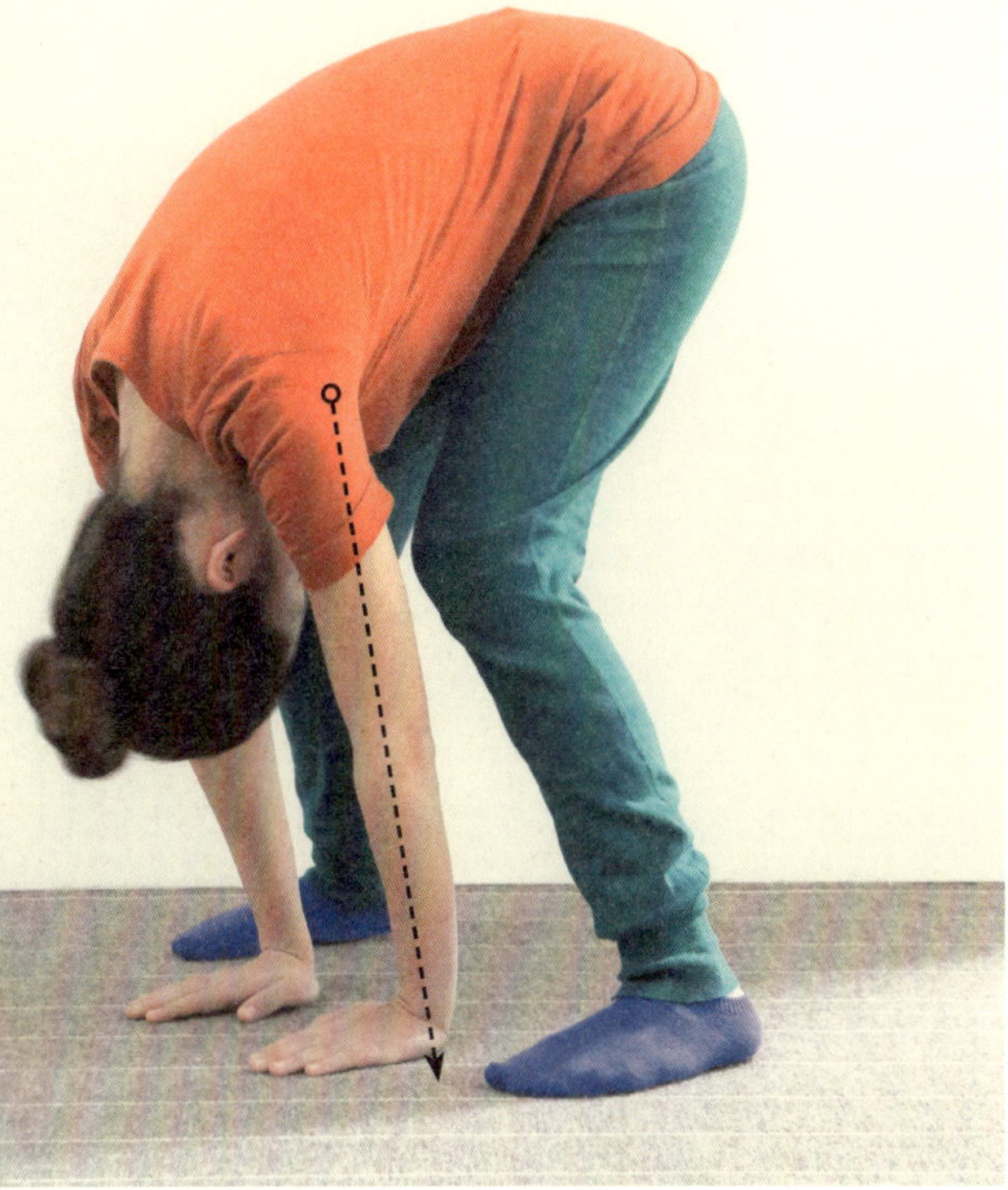

①体を前に倒す

足を肩幅に開き、体を安定させましょう。ここから、息を吐きながら体を前に倒していきます。ひざを曲げて、手のひらが床に着くまで倒します。首の力を抜くのがポイント。2〜3呼吸したら、ゆっくり体を起こしていきます。

②背筋を気持ちよく伸ばす

息を吸いながらゆっくりと体を起こしていきます。背骨を下から順に、ひとつひとつ積み上げていくようなイメージ。体を起こしたら、両手をゆっくりと高く上げ、息をいっぱい吸いきります。

③頭のてっぺんをポン！

そして、指先で頭のてっぺんをポン！とさわりましょう。

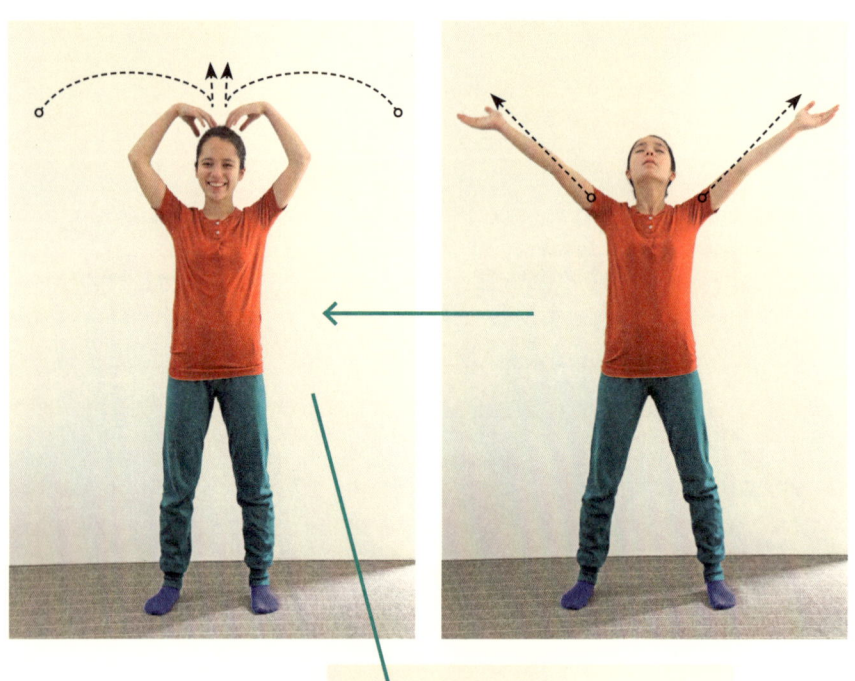

④両手を ゆっくりと下げて

次は、息を吐きながら両手をゆっくり下げていきます。この①〜④までの前屈体操を、２〜３セット繰り返します。どの動きも、ていねいにゆっくりと行うことが大切です。

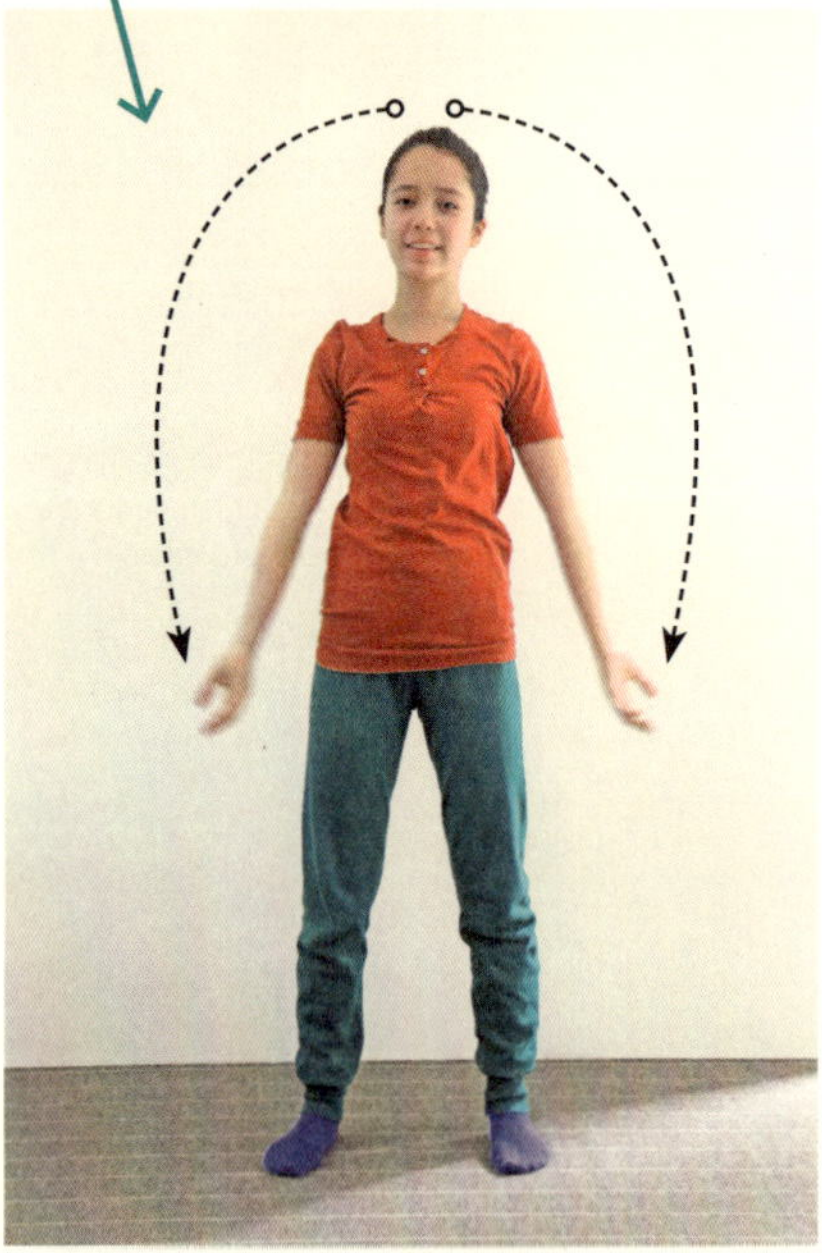

ねじりでリラックス！

おへそをまわすようにして、体を左右にねじります。自然に体を動かしましょう。イメージは「でんでんだいこ」や「まとい」。血行をよくし、リラックス効果も満点です。

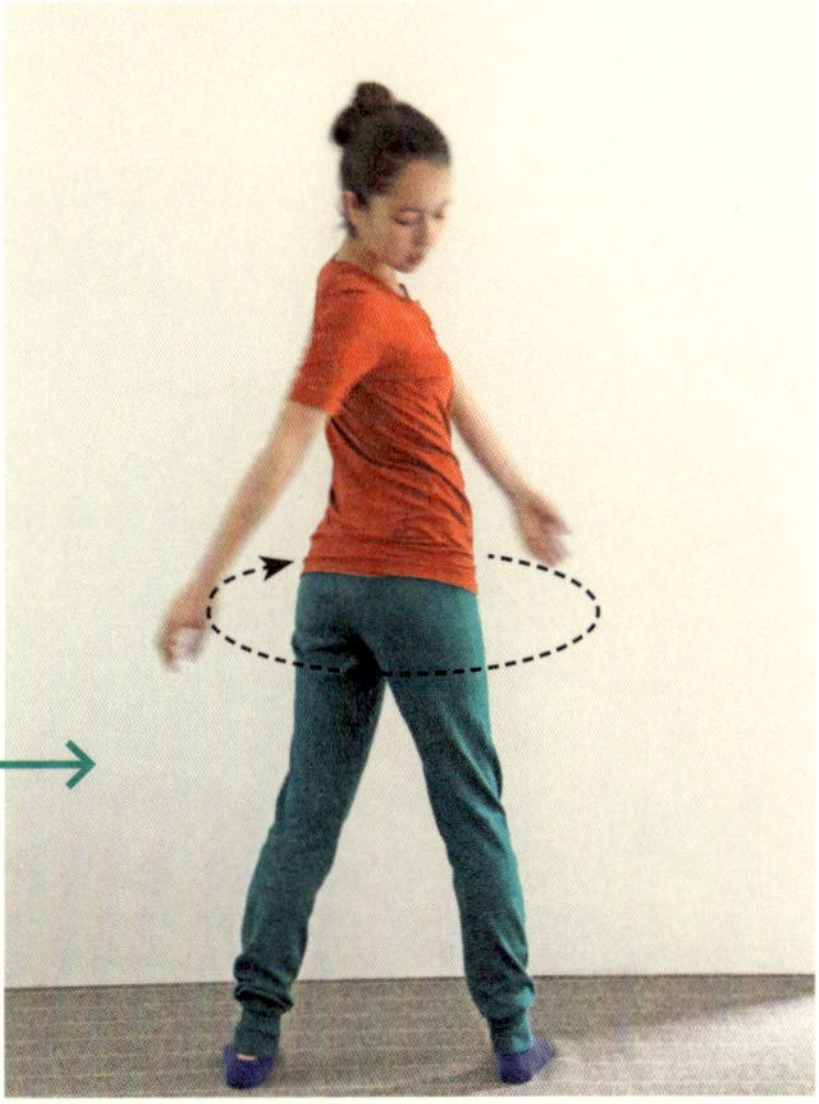

①おへそをまわすように左右にねじる

足を肩幅に開いて、背筋をすっと伸ばして立ちます。その体勢から、上体を左右にねじります。腕や肩に力を入れず、自然な動きに体をまかせましょう。

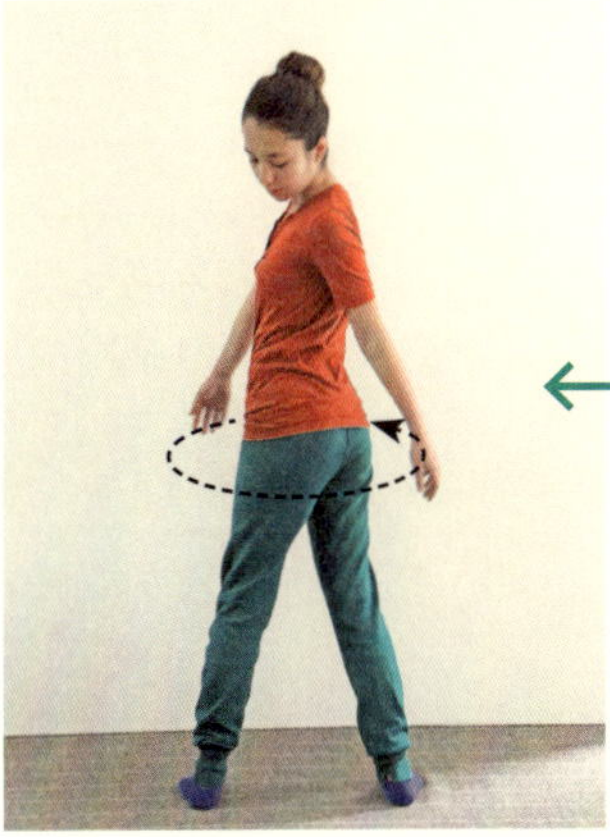

②手もぶらーんぶらーん

リラックスして、20～30回ねじります。時間があるのなら、回数を増やしても OK。体操のあとは血行がよくなり、手のひらもじーんとしてくるのがわかるはず！

レッスンと合わせてやってみよう①

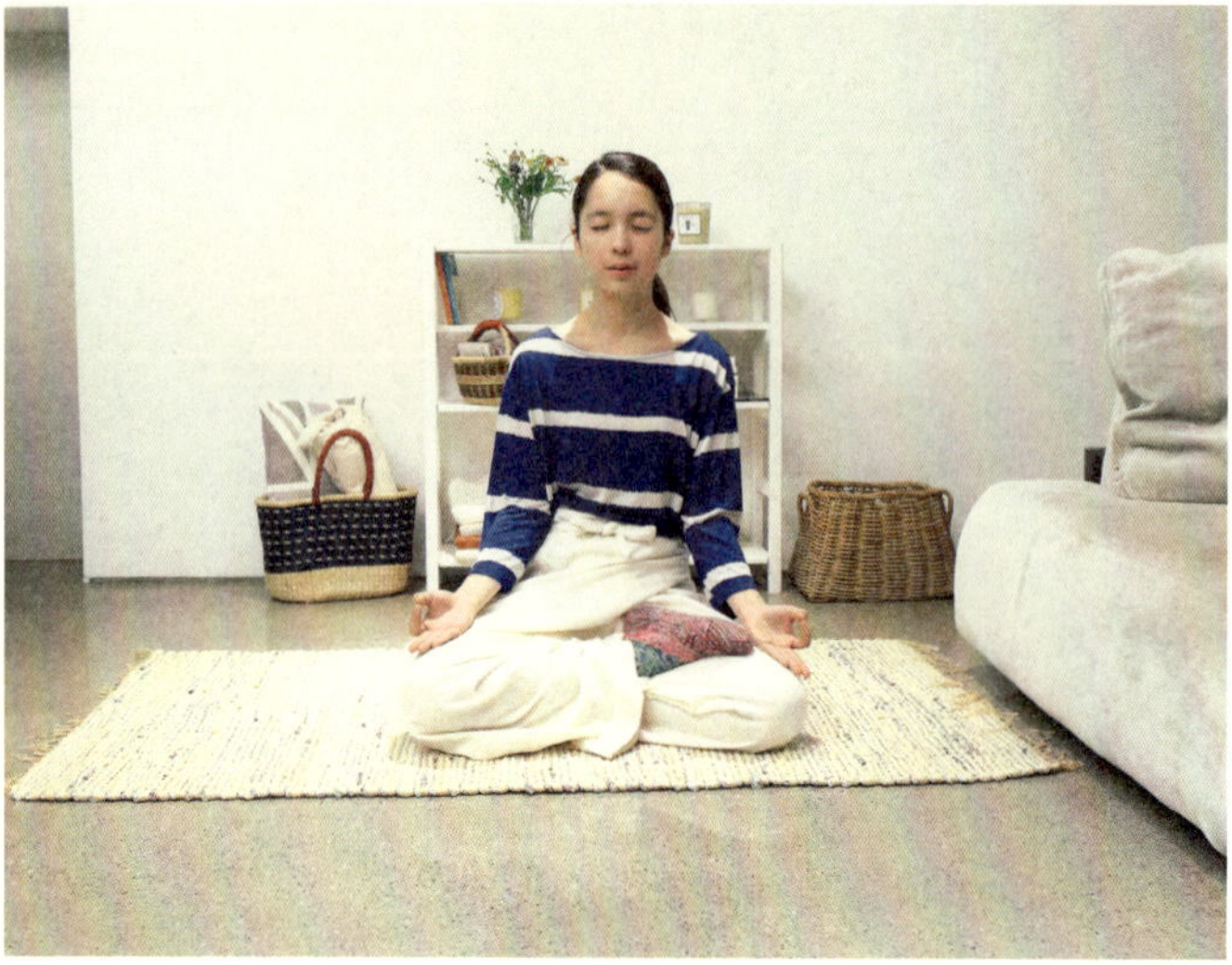

気持ちよく瞑想するための環境づくり

瞑想「しやすい」環境って？

瞑想は、慣れてくると、いつでも、どこでもできるようになります。しかし、瞑想ビギナーにとっては、瞑想中のささいな刺激はどうしても気になってしまうもの。

でも、それは瞑想が進んだ証拠でもあります。なぜなら、瞑想を始めると感覚がとぎすまされてくるので、外を走る車の音はもちろん、衣服のしめつけなども気になってしまうのです。……ただし、一度気になると、そのことばかり考えてしまい、瞑想に集中できないこともしばしば。そこで、瞑想を行うときは、瞑想をよりスムーズに行うために、環境を整えてみましょう。

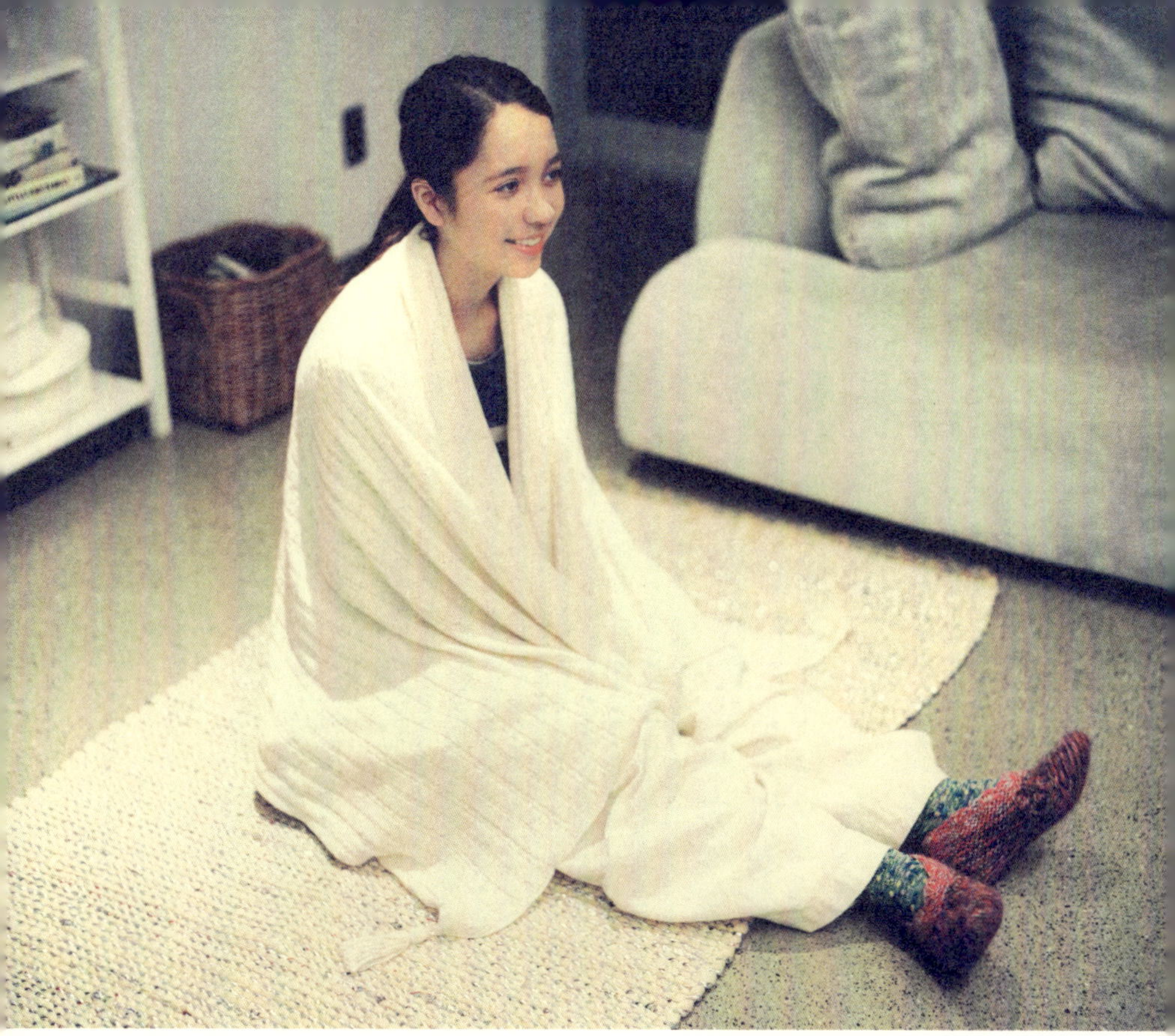

まず、なんといっても「静か」であることが大切です。隣の部屋のテレビの音や話声が聞こえると、意識はついそちらに向かってしまいます。また、明るい場所より、ほんのり暗めの場所のほうがこころが落ち着きます。エアコンをつけて瞑想する場合は、エアコンの風も気になってくるので、風が直接あたる場所は避けましょう。

また、瞑想に慣れるまで、自分の「瞑想タイム」を決めて行うのもいいでしょう。ビギナーにおすすめの時間は、就寝前。「あとは寝るだけ」の状態にしておけば、静かで、ゆったりと安心した気持ちで瞑想に向かえます。環境を工夫すれば、瞑想はより行いやすくなります。「ああ、なんだか集中できなかったな。私には瞑想はできないのかも」とあきらめてしまうなんてもったいない！

ここから、より豊かな瞑想を楽しむための、環境づくりのヒントをご紹介します。

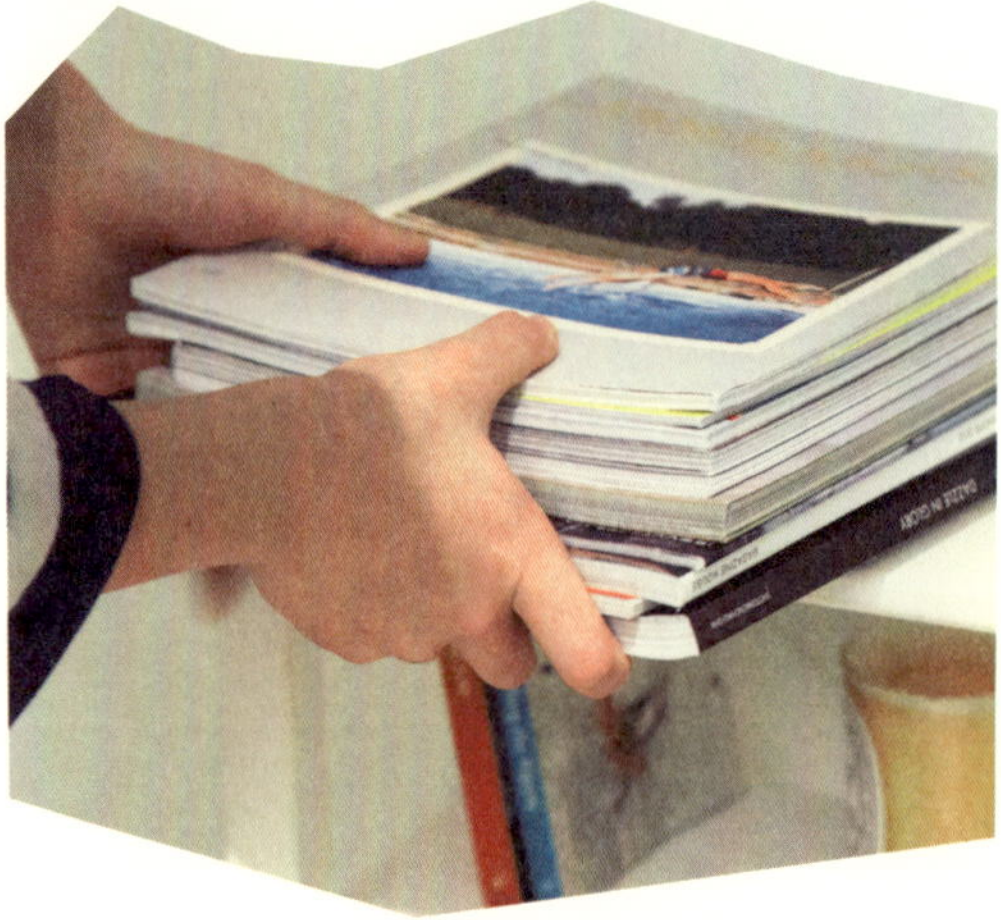

よりよい環境で瞑想するための4つのヒント

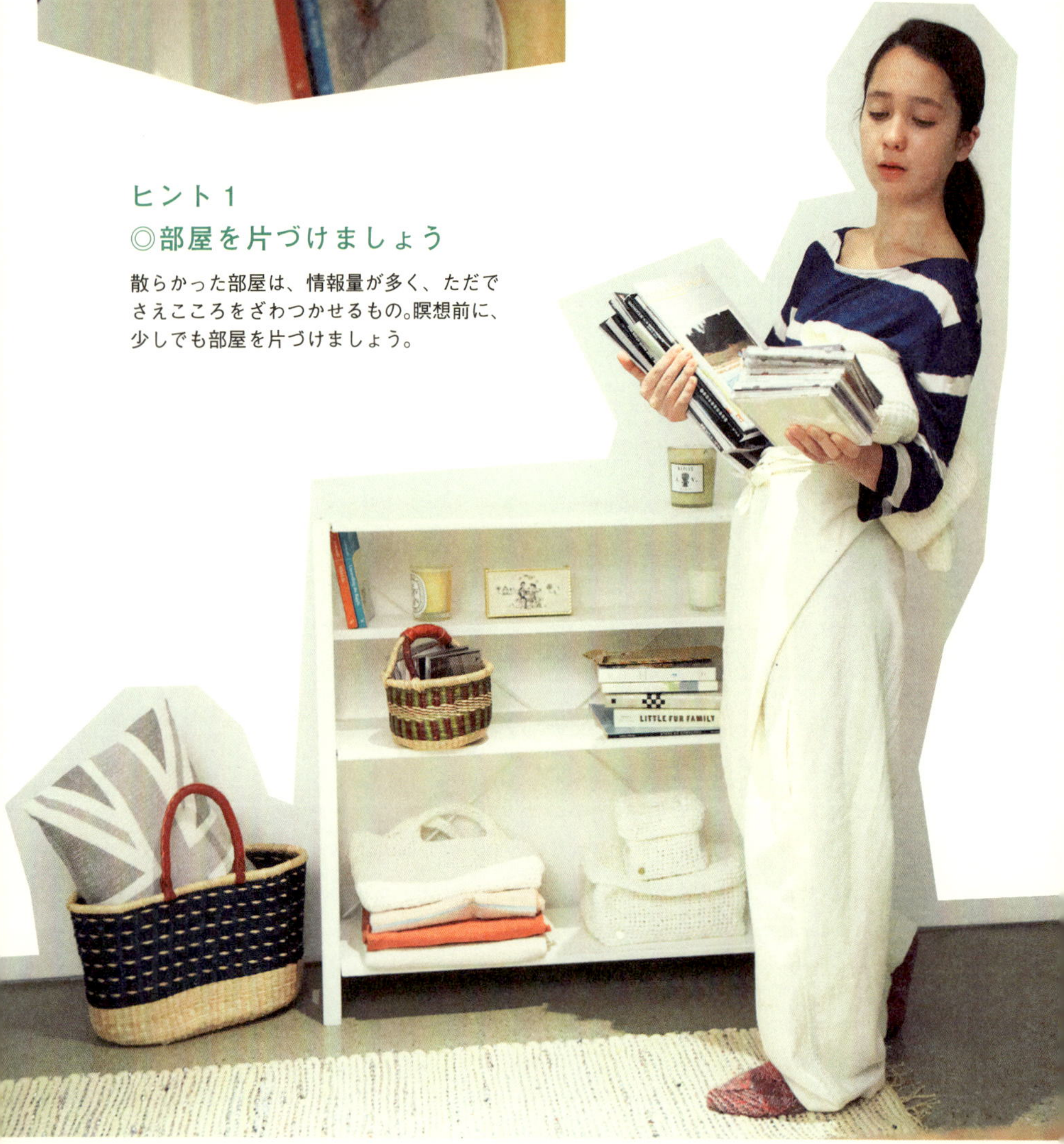

ヒント１
◎部屋を片づけましょう

散らかった部屋は、情報量が多く、ただでさえこころをざわつかせるもの。瞑想前に、少しでも部屋を片づけましょう。

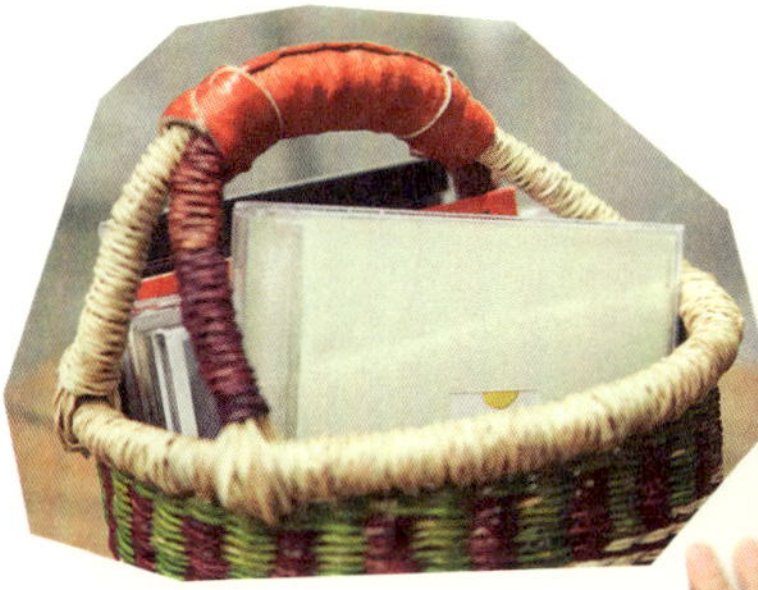

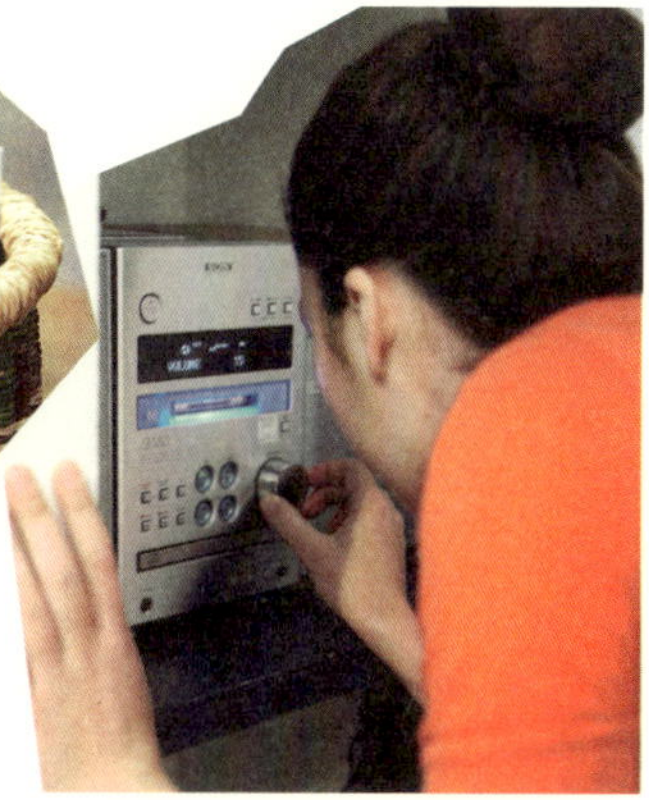

ヒント3
◎音楽はかけないほうがベター

瞑想には、静かな環境が適しています。ただし、生活雑音等があれば、それを消すために、単調な音楽は流しても OK。でも、メロディや歌詞のあるものなど情報量の多いものは不可です。波の音や風の音、鳥の声などの入ったものも、集中しにくいので避けたほうがベターです。

ヒント2
◎携帯電話の電源はオフに

瞑想中は、小さな音にも過敏になります。携帯電話がいきなり鳴ったときの驚きはかなりのもの。そこから再び瞑想に戻るのは至難の技ですし、次回からも、瞑想に入りにくくなってしまいます。電源は忘れずにオフにしておきましょう。

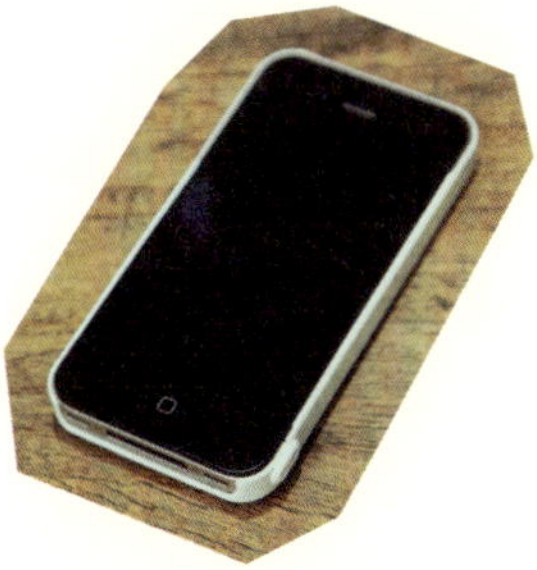

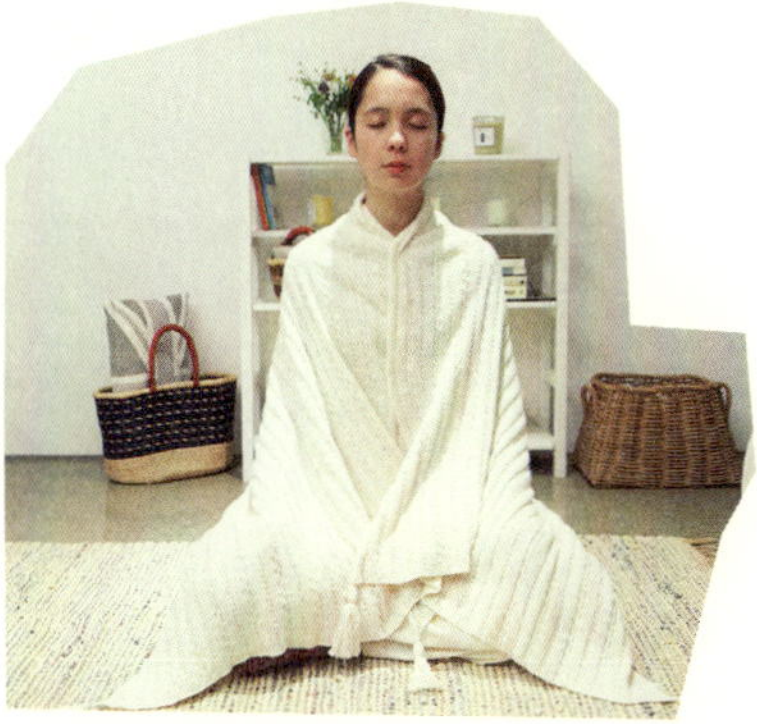

ヒント4
◎寒いときは、毛布をかけて

寒い季節は、寒さも気になってしまうもの。そんなときは、体をすっぽりと包める大きさの毛布などをかけましょう。あたたかさが逃げないように、ひざもしっかり隠れるくらいの大きさが適しています。前身ごろもしっかり閉じて、あたたかくします。

レッスンと合わせてやってみよう②

瞑想日記をつけてみる

瞑想だけでなく、感じたことや気づいたことを書いてみよう

　瞑想は頭の中の整理整頓が目的なので、瞑想中に起きたことを執拗《しつよう》に気にかけたり、理解しようとする必要はありません。そもそも、瞑想中は、「集中・気づき・棚上げ」作業に大忙し！　ただ、瞑想が終わったあとに、瞑想中に起きたことや、発見したことについて考えるのも、なかなか楽しいものです。自分の思考のかたよりやクセなどに気づくこともできるでしょう。「瞑想をして浮かぶのは、いつもの心配ごとだなぁ→私って意外とあの傾向の心配が多いかも……」、「今日は、片づけ作業がサクサクできたなぁ→確かに今日は瞑想前に片づけておいたことが多い！」など、瞑想をしなければ、気づくことができなかったことも多く、瞑想が、貴重な時間ということを再認識するはずです。

　瞑想ビギナーは、瞑想後に、気づいたことを記録してみるのもよいでしょう。あとから読み返すと、瞑想を通じて自分のこころの成長が読み取れる、貴重な記録となるでしょう。

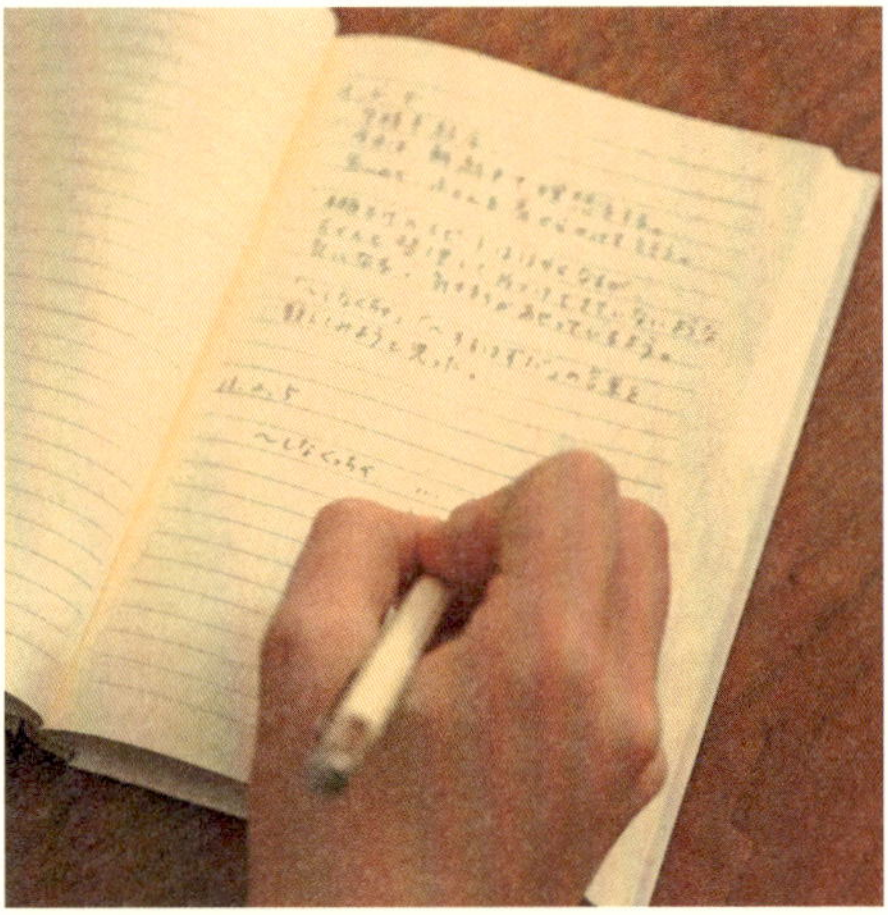

はじめての瞑想　S・Hさん（29歳／会社員）の瞑想日記

○月○日　〈瞑想タイム　10分〉

はじめて瞑想をした。マントラ自体が、慣れない言葉で、唱えるのに一生懸命になってしまった。頭の中に、「オーン、ナーム、スバーハー」という言葉がテロップのように浮かぶ……。瞑想中、気になったので、携帯の電源を切ったら、それだけでも、ずいぶん気持ちがらくになった。

advice

なるべく静かなところで瞑想するのがベターなのですが、音がしそうな懸念も、事前に対処しておきましょう。携帯もそうですが、たとえば、瞑想中にお母さんが部屋に入ってくるかもしれないとか、アラームが鳴るかもしれないとかの懸念も、瞑想の邪魔になります。瞑想する前に上手に対処しておきましょう。

○月○日　〈瞑想タイム　10分くらい〉

腹式呼吸、丹田呼吸のことを知り、日常でも、ついつい浅い呼吸になってしまっているときは深い呼吸をしてみると、とても落ち着く。瞑想中も、呼吸に合わせてマントラを唱えてみると、自然と唱えやすかった。

advice

ビギナーのうちは、しばらく呼吸に意識を合わせてマントラを唱えてもいいです。しかし、いつまでも瞑想中に呼吸にだけ集中していると、次に進めなくなるので、「呼吸は瞑想の邪魔にならないおだやかな呼吸をする」つもりで行ってください。よい呼吸の練習は、瞑想中ではなくて、ふだんから心がけましょう。瞑想は、呼吸や姿勢ではなく、頭の中の勝負だということを忘れないこと！

○月○日　〈瞑想タイム　15分くらい〉

瞑想中に、なぜか小さい頃に食べていた「卵かけごはん」がくっきりと見えた。炊きたてのごはんのにおいや湯気を感じとれるくらいリアルでびっくり！

advice

瞑想の第二段階に進むと、すっかり忘れていた過去の映像がありありと見えることがあります。ふだんはマインドが忙しくて思い出せなかったのに、瞑想してマインドが暇になるので、思い出せるわけです。人間の記憶は、じつは一歳ぐらいから現在まで、どのような記憶も失われていません。瞑想すると膨大な記憶を次々に思い出すことができるようになります。

○月○日　〈瞑想タイム　10分くらい〉
「心配」「後悔」「怒り」「嫉妬」のうち、「心配」だけがいつも浮かんでくる。でも、「とりあえずあとで！」と思えば、棚上げはできる。

advice
瞑想は日常でできたデータの整理ですから、ふだんたくさん「心配」をしていれば「心配」のデータがたくさん残っています。まず、瞑想でそれを片づけ、そして、瞑想で「棚上げ」の練習をしていると、そのうち日常でもすばやくそのことから、頭を切り替えることができるようになります。

○月○日　瞑想はお休み。
○月○日　今日も瞑想できず……。

advice
瞑想は毎日したほうがいいですが、しなくてもかまいません。また、あるときにまとめてしてもいいですし、あるときは何日もしなくても問題はありません。自分の心身がより調子よくなるように自由に設定してください。ただし、初心者のうちは慣れとの関係で、同じ場所、同じ時間帯に行うほうが、毎回、瞑想が早く深く進みやすいという傾向はあるようです。

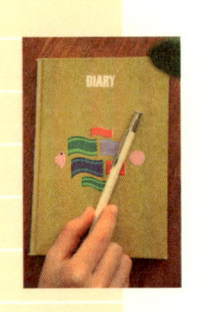

○月○日　〈瞑想タイム　10分くらい〉
7時半起床。今日は、瞑想を朝やってみた。朝の静けさを久しぶりに味わって気持ちがよかった。夜は家の前を通る車がうるさいので、朝のほうが静かなようだ。今日から、瞑想は朝に切り替えてみることにする。

advice
瞑想する時間帯もとくに決まりはありません。朝するのもよいことです。夜3時頃起きてやってみるのも、とても静かで瞑想が一気に深くなりますよ。

○月○日　〈瞑想タイム　15分くらい〉
朝7時半起床。瞑想15分弱。瞑想中に、思い浮かぶことは「今日何着よう」とか、仕事のことなど。「いま考えなくてもいいこと」とせっせと「棚上げ」。すると、その後は、実家の冬の様子や、高校時代のことなどなつかしい風景が浮かんでくる。短い瞑想だったが、それが終わると、朝からすっきり、とても充実した気持ちになる。

advice
瞑想で頭がすっきりすると、さらに、快適に日常生活が送れます。過去を思い出すと活力も出ます。すると、生活も、瞑想もさらに効率よくなってきますから、好循環になってきます。

○月○日 〈瞑想タイム 15分〉
最近、瞑想中に浮かぶことに、「心配ごと」が少なくなってきたように思う。今日の瞑想では、思い出した視界にぐっと奥行きがあり、実家の前の道がありありと浮かんだ。瞑想したあと、「帰省したら、必ずゆっくり歩きたい」と思った。

advice
瞑想が上達してくると日常でも頭の切り替えが早くなります。一つのことに執着してだらだらと考えたり、オロオロと心配し続けることがなくなるので、軽やかに毎日が送れ、気分は、ますます爽快になります。楽しい連想もどんどん広がり、イキイキしてきます。生活にうるおいと喜びがあふれ、日常生活も、瞑想もますます楽しくなるはずです。過去の記憶の思い出す範囲もどんどん広がっていきます。きっと膨大な量の、なつかしい記憶にびっくりすると思います。

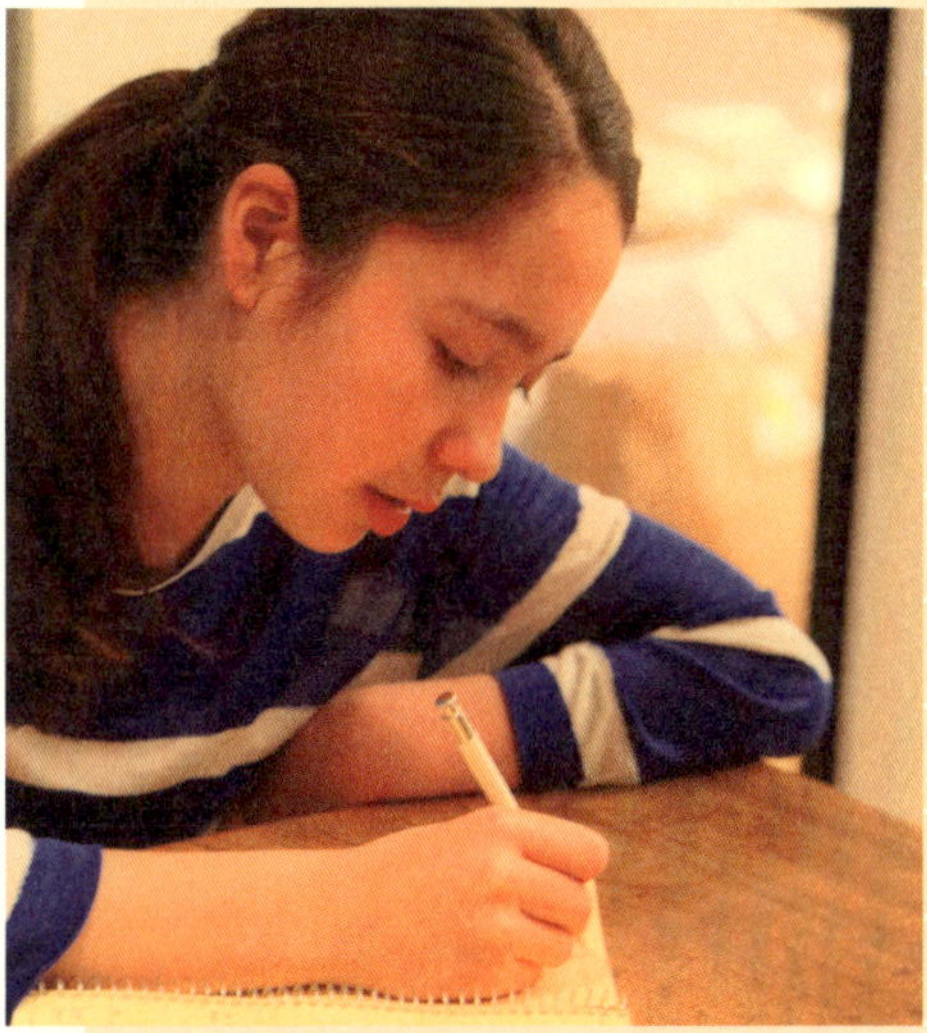

Q

疲れがひどく眠いときも、
瞑想をしたほうがいいですか？

A

あまりに疲労がたまっていたり、睡魔におそわれてしまうときは、まずは、休息することが大切です。少し横になって睡眠をとったり、お風呂に入ってリラックスしたり、夜なら、まずは眠って、朝起きてから瞑想するとよいでしょう。思考からくるストレスや体の緊張は、瞑想でほぐすことができますが、体力の消耗による疲労には、体の休息が必要。体が元気でリラックスしていれば、瞑想もスムーズにできるでしょう。

Q

どのくらい続ければよいでしょうか？

A

部屋の整理整頓は、生活するうえで日々大切なことですね。頭の中の整理整頓術である瞑想も同じです。ただし、自分のリズムで、無理なく、心地よく、生活の中に取り入れましょう。上達してくれば、頭の中をしっかり整理整頓したい日はじっくりと、今日の出来事だけを片づけておきたいという日は、ほんの５分くらい……、などと自在に使い分けができるようになってきます。

第5章

日常生活に取り入れたい
瞑想上達のための
メソッド

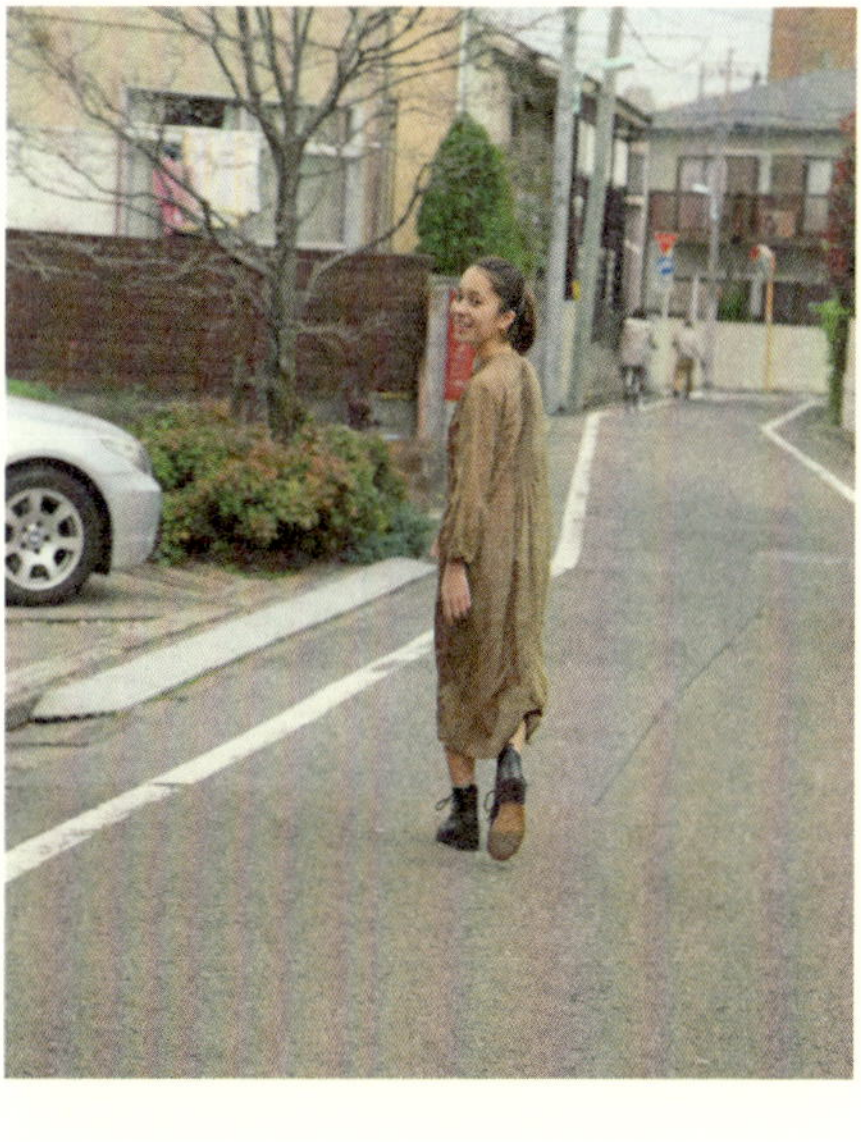

ふだんからトライしたい、瞑想上達法

瞑想上手を目ざして、ふだんからプチ練習をしてみよう

瞑想は、頭の中の整理術です。瞑想の３つの手順、「集中・気づき・棚上げ」に慣れてくると、日常生活の中でも、問題に対して素早く的確な判断が下せたり、心配や悩みごと、クヨクヨから頭をぱっと切り替え、すぐに抜け出せるようになります。

そこで、ふだんから「瞑想的な視点」を取り入れることをおすすめします。自分の考えを客観的に見たり、悪循環な思考回路にはまっていないかと、ふと振り返ったりと、日常を瞑想的な視点で過ごすと、自分の思考の「かたより」や「クセ」に気づきやすくなります。すると、ある思考に執着し、いつまでも引きずったり、堂々めぐりで考えこんでしまう……ということがなくなるのです。

とくに、私たちは、「つらい、苦しい」といったマイナスの思考にはまりがち。不毛な思考に貴重な一日を費やすなんて、もったいないですよね。でも、瞑想的な視点を持っていれば、これに冷静に気づくことができ、マイナスの思考にとらわれることもありません。たとえ巻きこまれても、落ち着いて、すぐに自分の力で脱出することができるようになるのです。

これからご紹介するのは、もっと瞑想がうまくできるように、ふだんから瞑想的な視点をとり入れる練習法。呼吸法や姿勢など、少し意識するだけで瞑想の上達にもつながり、日常生活においても役立つものばかりです。一日ひとつ、練習テーマを決めて、トライしてみるといいでしょう。

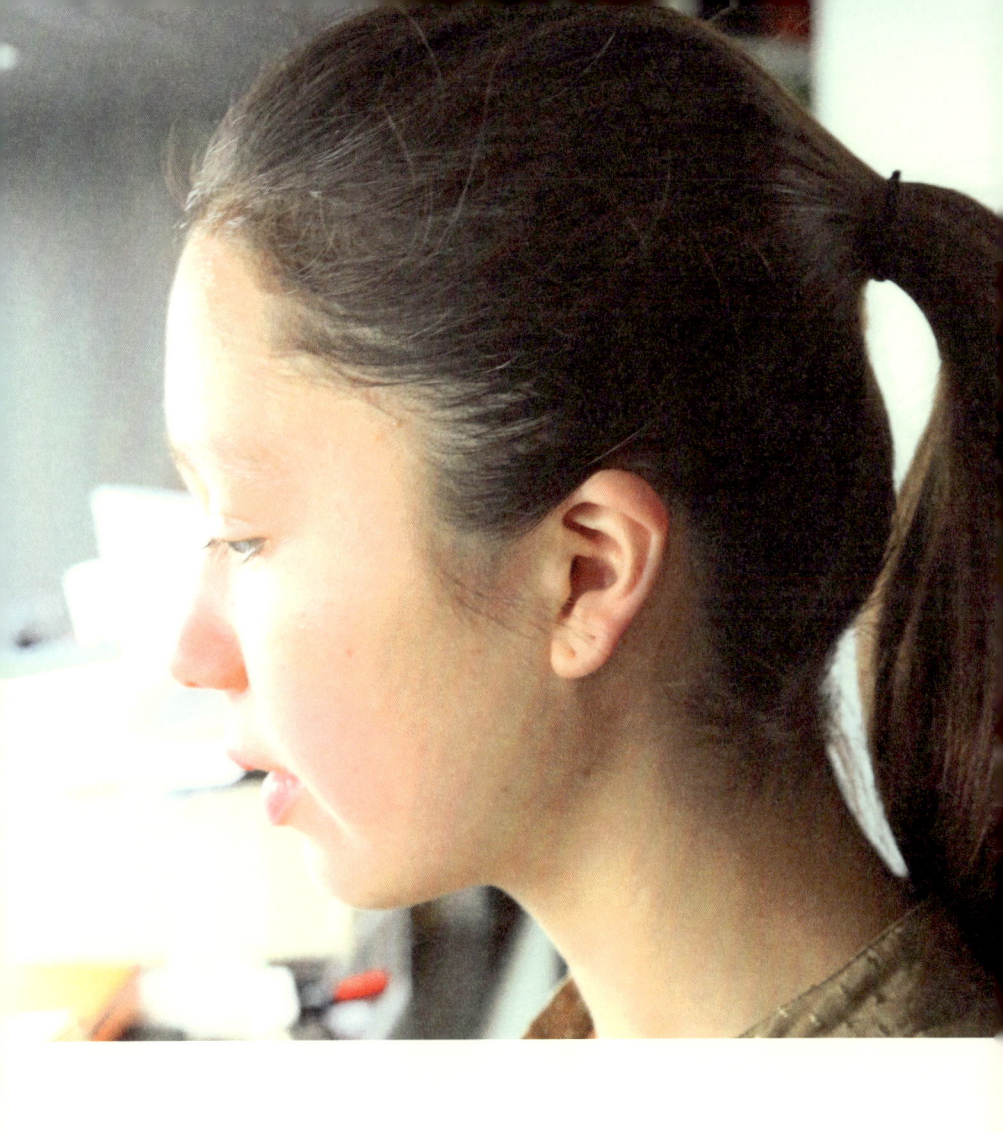

メソッド❶

「呼吸を止めない」練習

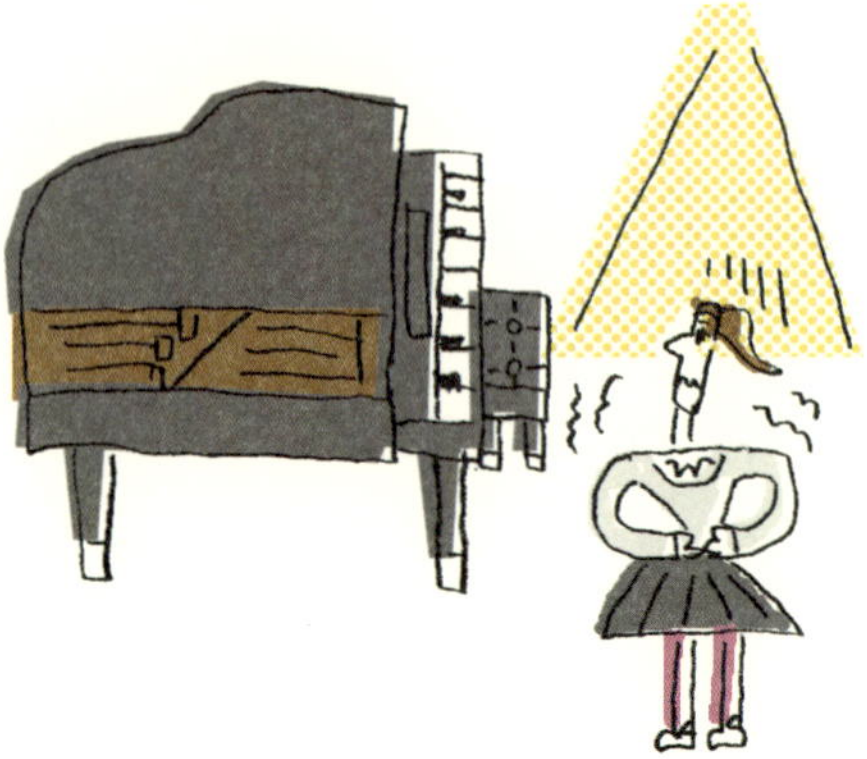

無呼吸は、緊張の現れ

私たちは知らず知らずのうちに「無呼吸」になっている場面が多々あります。難しい問題と格闘中、心配したり怒りや緊張を感じているとき、何かに夢中になっているとき……、思わず息を止めているので、体は次第に酸素不足で苦しくなってきます。

これは、マインドが、自分が今重要と思う対象に没頭している証拠。呼吸を忘れてしまうほど、頭は緊張状態にあるのです。この状態は、呼吸をきちんと行うことで、「ほらほら、そんなに緊張しないで」とマインドを引き戻し、酸素不足を解消させることができます。こころにも体にも余裕が生まれれば、頭の中も散らかりにくくなり、瞑想中の片づけ作業もずいぶんらくになるはずです。

「呼吸を続ける」ためには、まず、呼吸に意識を向け、一日のうち、「はっ、今呼吸をしていなかった！」と、止めていた回数を数えてみましょう。そして、なぜ呼吸を忘れてしまったか?を振り返ります。冷静に考えると、「いや、呼吸を止めるほどのことでもなかった……」ということも多いはず。そして、むずかしいことや深刻なことを考えるときも、ためしに呼吸をきちんと行いながら考えてみてください。おだやかな呼吸の中で考えると、ちっとも、「苦しくならない」自分に気づくはずです。

内臓などを正しい位置にリセット

「ああ、今日はあの人に会えなかった」、「失敗してしまった……」など、なにかで落ち込むと、背中までしょんぼりと丸くなってきます。このように、「つらい、悲しい、さびしい」といった感情は姿勢に現れます。

　姿勢は、背骨と深い関係があります。背骨の中には、内臓をつかさどる大切な神経がたくさん通っています。この背骨が丸くなると、中を通る神経にも負担がかかって内臓も圧迫してしまいます。気分は落ちこむし、体にも悪影響なんて、いいことありませんね。

　背中が丸くなるのは、マインドが「もっと自分を守ろう！」と、防衛のため背骨を丸めて内臓を緊張させ圧迫しているから。ですから、背筋を伸ばして内臓を緊張から解放し、本来の働きに集中させてあげましょう。

　そこで、「あっ、姿勢が悪い」と気づいたら、大きな呼吸を一回。これで背筋がすっと伸びます。ビギナーなら、呼吸を腹部や丹田（70ページ参照）に入れて背骨を伸ばし、呼吸に集中してみましょう。すると「悪い考え」をいつまでも続けられなくなります。瞑想中に「棚上げ」しにくい手ごわい案件も少なくなるでしょう。正しい姿勢は、健康的で見た目にも美しく好印象です。視線も、まっすぐ前に向くので、気持ちも自然と前向きに。自信ももたらしてくれます。

メソッド❷

「姿勢を正しく保つ」練習

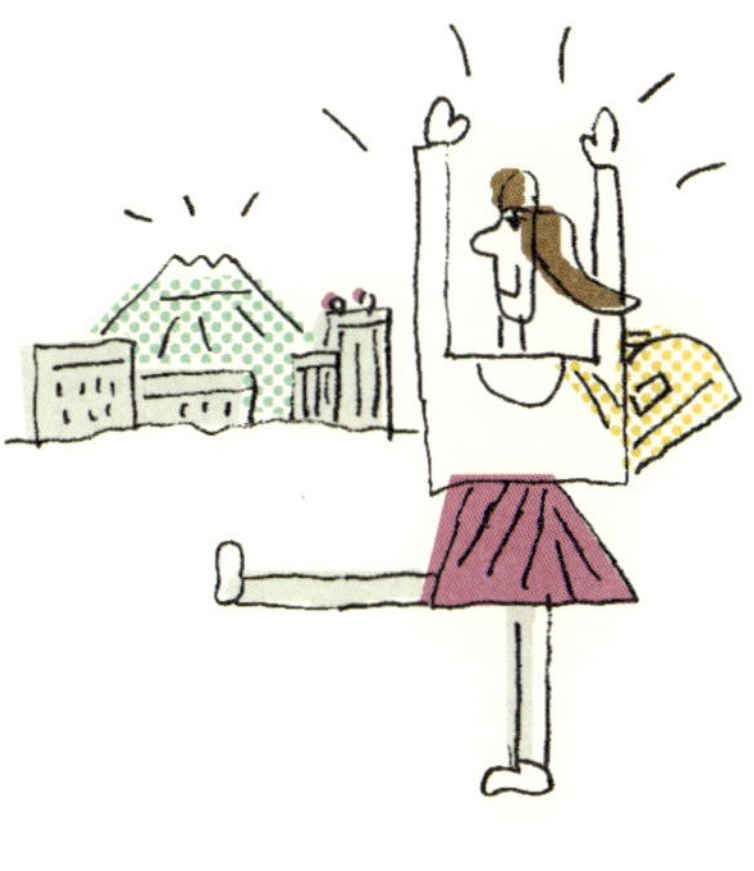

メソッド❸
「目線を正しくする」練習

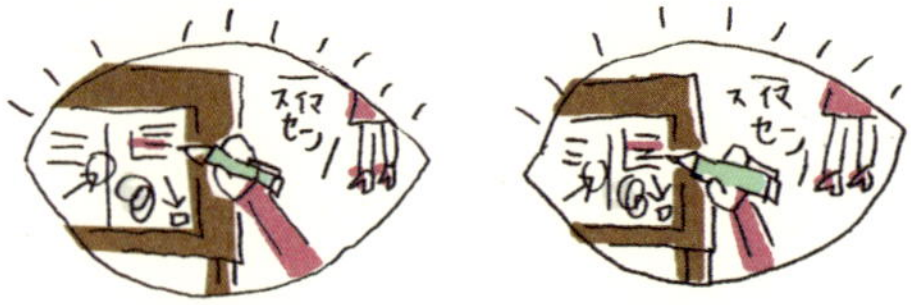

素直な視線で、こころをおだやかに

ここでの「目線」とは、「目の表情」です。

怒ると「目が三角になる」、動揺して「目を白黒させる」……など、「こころの動き」を目で表す慣用句やことわざはたくさんあります。目はこころの窓。こころは、目に顕著に表れるのです。

たとえば、忙しいときに、右横から後輩がなにかを聞いてきたとします。そのとき、顔は机に向けたまま、目だけを右に動かして「その資料は○○さんが持ってるよ」と答えると、後輩はなんだか邪険にあしらわれたように感じるでしょう。そこで、相手と向き合うように、きちんと顔を上げて答えてみます。同じ答えでも、それだけで「やさしさ」が伝わりますね。

このように、目だけを動かすのではなく、見る対象に、頭全体を動かすように意識してみましょう。なるべく、正面から素直に見ます。この練習をすると、「目線」から、自分のこころをおだやかにできるのだと実感されます。目線を正しくすると、頭の中を散らかす「イライラ」「クヨクヨ」も防止できるでしょう。自分の行動がおだやかになり、対人関係にも余裕が持てるようになります。人の目を素直に見ることで、今までとはちがう発見も必ずあります。気持ちのいい人間関係を築くきっかけにもなりますよ。

どんな動作も、きちんと意識する

　水道の蛇口を開く、歯を磨く、ドアを閉めて鍵をかける……。このように、ほぼ毎日行う動作はたくさんあります。でも、これらを「無意識」で行っていませんか？　出かけたあとに、「鍵をかけたっけ!?」とあせってしまうのは、あまりにお決まりの行為なので、すっかり無意識に行っていたからなのです。

　これらの動作を、原則すべて、いつもとは「逆の手」を使って数日間行ってみましょう。利き手ではスムーズにできたことが、力もいるし、時間もかかります。そこで「私はいつも、右手ばかりに力を使っていたんだな」と気がつくのです。このようなことが、日常どれくらいあるでしょう。きっと、10や20はらくに見つかるはず。そして、日常の中で、いかにたくさん「無意識の動作」があるかを実感できるのです。どんな小さな動作でも、きちんと「意識して」行うことが、この練習の目的。どんな小さな動作も意思を持って体を動かしましょう。真剣に行うと、だんだん、「あっ、早くドアをあけないと、きらわれると思ったのだ」、「あっ、私はこの道具を大切にしているのだ」など、自分の無自覚なおそれやこだわり、嗜好も見えてきます。

　また、左右の手や足をバランスよく使うことで、肩こりや腰の痛みなど、体の不調が緩和されるといった副次的な効果も。原因不明のプチ不調と、お別れできるかもしれません。

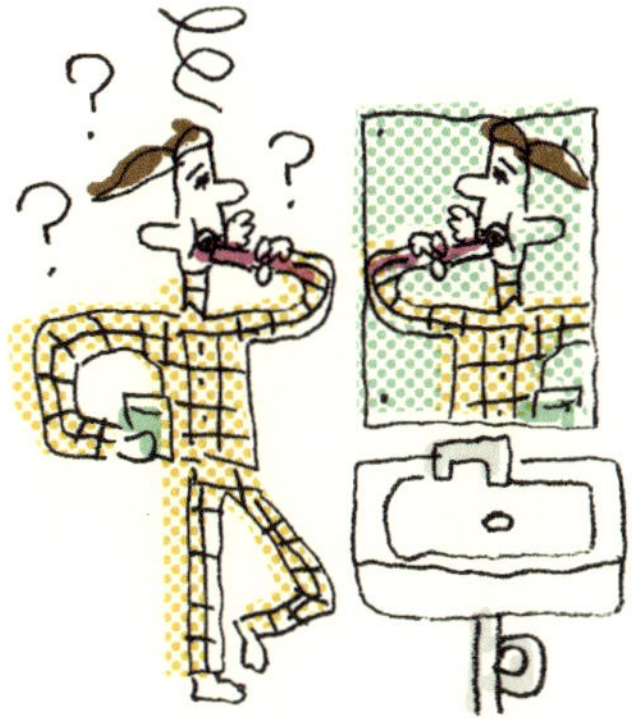

メソッド④

「日常の所作を、左右逆にしてみる」練習

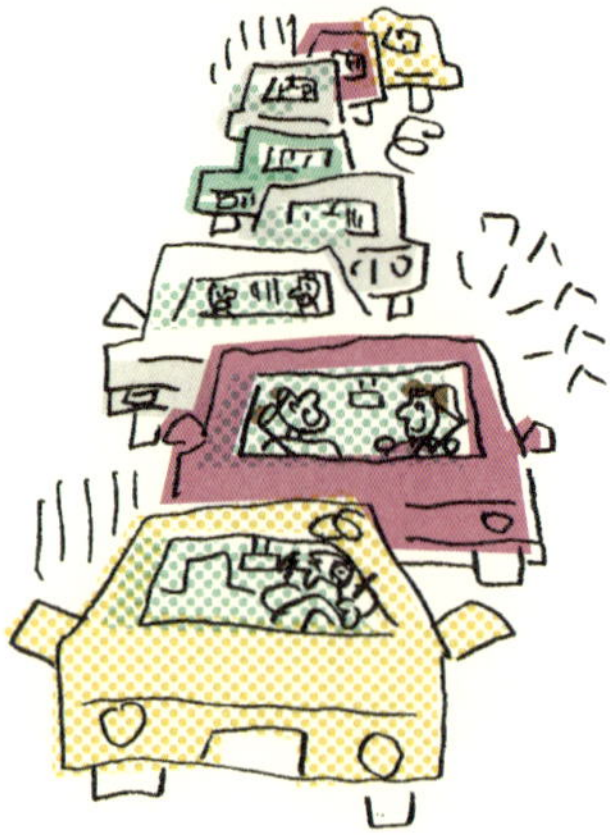

メソッド⑤

「心のエコ管理」の練習

プラス思考で、気分を健やかに

急いでいるのに、道路渋滞でイライラ。よくある場面です。「道路は狭いし、迂回路はないし……」となると、マインドは「そうですよね、バイパスを通せばいいのに！　毎日のことなのに」とすぐに原因を探し出し、不満を述べ続けるのです。でも、だからといってバイパスが今すぐ開通するわけではありません。このように、マインドは往々にして、問題の原因を第三者のせいにしたがるもの。決して「自分で行動を起こして問題を解決しよう」という姿勢ではなく、横着な態度。これこそ、思考エネルギーの無駄づかい。さっさと切り上げるのが得策です。

そこで、「不経済なことを考えようとしている」ことに気づいたら、すぐに切り上げる練習をしましょう。「みんなも大変だろうな」という「愛」や、「ここまで混むなんて、もう笑うしかないね。あははは。」と「笑い」に変える。「人生いろいろある。渋滞だって、その一部なんだ」と大いに「肯定」、「急いでスピードを出しすぎて、事故に遭ったかもしれない。渋滞に救われた……」と「感謝」してみる。すると、すぐに気分が変わります。これは、イライラを、「愛・笑い・大肯定・感謝」という「愛の四要素」に変える練習にもなります。一日の「楽しさ」を倍増させ、瞑想もぐんぐん上達しますよ！

言葉の力で元気が出る！

「言霊《ことだま》」という言葉があるように、言葉には人のこころを動かす力があります。ですから、自分が発する言葉で、自分を元気づけることができます。そこで、まず、「肯定形」にする練習から始めましょう。

たとえば、「負けないようにしよう」ではなく、肯定形で「勝つぞ」。それも、行動のイメージを明確に、具体的に持つのがコツです。「パスをまわして、シュートして勝つぞ」という具合です。また、「参加しない」という否定形のときは、「そこには行かず、〇〇へ行く」と否定型を肯定形に直しましょう。直接言葉に出さないほうがいい場面なら、「参加しません」と言ったあと、こころの中で「〇〇へ行く」とつけ加えればいいのです。

この練習は、否定形を口にしたことで元気が萎えた頭を、すぐに元気モードに戻します。かなり頭を使うので、慣れないうちは大変。でも、続けるうちに「元気の出し方」がわかってきます。目的を具体化して言葉にすると、こころだけでなく、体全体に元気がわいてくるのが実感できるはずです。さらに、自分が何気なく発している言葉が、実は自分の「生き方」や「人生」にも大きく影響を与えていることに気がつきますよ！

メソッド❻

「人生を明るくする肯定形で話す」練習

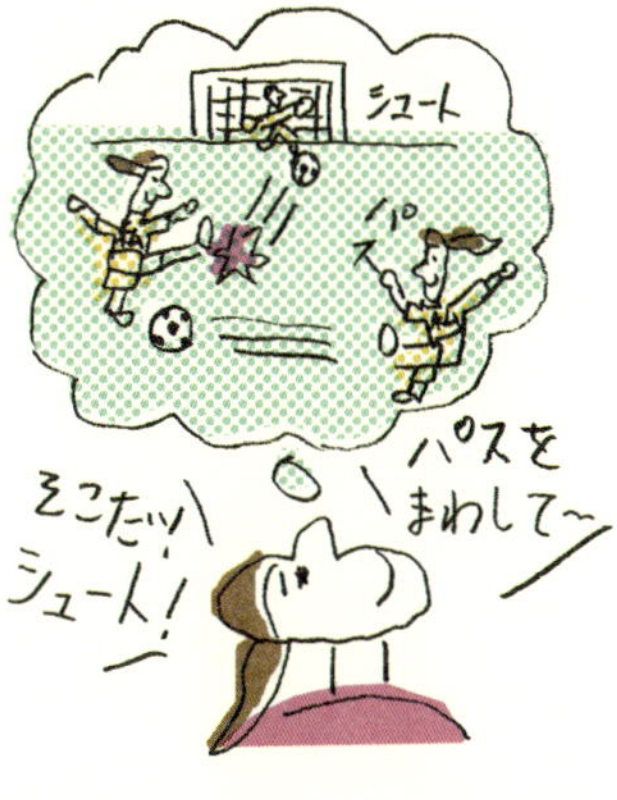
シュート
パス
そこだッ!
シュート!
パスをまわして〜

おわりに

はじめての瞑想はいかがでしたか？
瞑想で、頭の中がすっきりして、
気分がほっと落ち着いたら、瞑想大成功です。
瞑想が、忙しくも、いきいきとした日々を応援する
こころづよい技術として、
多くの人の新習慣になりますように。

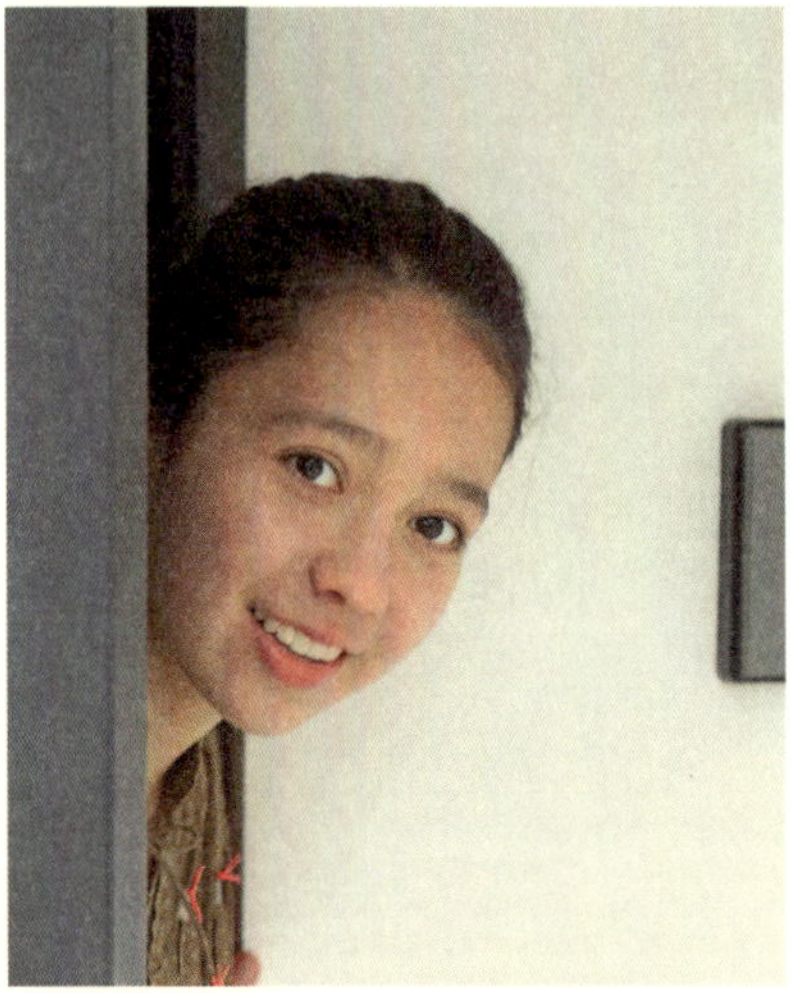

撮影協力
シルクワンピース　matta／fog linen work（P26ほか）
ストライプクロス、木皿、バターナイフ／以上、fog linen work（P28）
プリントブラウス　Layla／fog linen work（P30ほか）
綿毛布　プリスティン／プリスティン本店（P31）
ボーダーカットソー　FILATURES DU LION／かぐれ表参道（P32ほか）
ヘンリーネックのカットソー　NADELL（P37ほか）、グリーンのパンツ　HUMANOID／ともに、かぐれ表参道（P39ほ
白いラップパンツ　The Solar Garden COSMIC WONDER Light Source／COSMIC WONDER Light Source（P76ほか
ラグマット　matta／fog linen work（P76ほか）
ブランケット　プリスティン／プリスティン本店（P77ほか）
CDを入れているバスケット、下段のタオル３枚、棚の横のかごバッグ／以上、fog linen work
ニットボックス（大）、ニットボックス（小）、ニットバッグ／以上、プリスティン／プリスティン本店（P78）

かぐれ表参道　03-5414-5737
COSMIC WONDER Light Source　03-5774-6866
プリスティン本店　03-3226-7110
fog linen work　03-5432-5610

※掲載のアイテムは時期によっては、完売もしくは売り切れになる場合があります。
ご了承いただきますよう、お願い致します。（2013年 2月現在）

監修者プロフィール

宝彩有菜(ほうさい・ありな)

瞑想家。「宝彩瞑想システム研究所」所長。誰でも気軽にできる瞑想法を研究、指導。著書として「始めよう。瞑想」「楽しもう。瞑想」(共に光文社)など、多数。監修書として、「ラクラク瞑想で、心をスッキリ」(マガジンハウス)などがある。 http://www.hosai.net

アートディレクション&デザイン　山下ともこ
写真　松岡一哲
イラストレーション　ワタナベケンイチ
スタイリング　轟木節子
ヘア&メイク　草場妙子
モデル　ワイボーン萌
ライター　三宅智佳
レタッチ　黒瀬由佳梨
DTP協力　宮本麻耶
編集　齋藤春菜(DECO)

瞑想のすすめ

監修者　宝彩有菜
発行者　池田　豊
印刷所　大日本印刷株式会社
製本所　大日本印刷株式会社
発行所　株式会社池田書店
東京都新宿区弁天町43番地(〒162-0851)
電話 03-3267-6821(代)／振替 00120-9-60072

落丁、乱丁はお取り替えいたします。

© K.K.Ikeda Shoten 2013, Printed in Japan
ISBN978-4-262-12353-0

本書のコピー、スキャン、デジタル化等の無断複製は著作権法上での例外を除き禁じられています。本書を代行業者等の第三者に依頼してスキャンやデジタル化することは、たとえ個人や家庭内での利用でも著作権法違反です。

1300002